U0310005

农民工性生活

情迷都市

李铭◎著

陕西新华出版传媒集团

太白文艺出版社

图书在版编目（CIP）数据

农民工性生活：情迷都市 / 李铭著. — 西安：太
白文艺出版社，2014.1
　（关注丛书）
　ISBN 978-7-5513-0652-2

　Ⅰ. ①农… Ⅱ. ①李… Ⅲ. ①民工—性心理学—健康
教育—研究—中国 Ⅳ. ①R167

中国版本图书馆CIP数据核字（2013）第310284号

农民工性生活：情迷都市

作　者	李　铭
责任编辑	周瑄璞　靳　嫦
封面设计	翟　竞　高　薇
版式设计	高　薇
出版发行	陕西新华出版传媒集团
	太白文艺出版社

（西安北大街147号 710003）

太白文艺出版社发行：029-87277748

tbwytougao@163.com

经　销	新华书店
印　刷	西安市建明工贸有限责任公司
开　本	710mm×1000mm　1/16
字　数	200千字
印　张	18.875
版　次	2014年10月第1版 第1次印刷
书　号	ISBN 978-7-5513-0652-2
定　价	29.00元

版权所有 翻印必究
如有印装质量问题，可寄印刷厂质量科调换
印厂电话：029-85282579

关注我们大家的伤痛

梁鸿鹰

我们乘着时光的高速列车行进,一路上迅速掠过车窗的景色繁花似锦,我们看到欢笑,领略祥和,感悟时代发展中不断生长的新气象,这些是时代的主流与主色调,因为我们的生活洒满灿烂的阳光,我们的社会充溢着蓬勃的生机,我们幸福的欢乐是如此由衷。

但越是在这个时候,我们越是要比以往任何时候都善于体会痛苦,应该学会更清楚地体会社会与生活当中那些更为复杂的侧面与背面。因为,任何社会前行的道路,不会总是笔直、平坦的,一方面,生活本身充满了变数、曲折与坎坷,不管是个人,还是家庭,都需要有面对与迎接人生变数的准备;另一方面,在一个高速发展的、剧烈转型的历史时期,社会结构、社会利益的调整,乃至价值观念的嬗变,往往不以人们的意志为转移。有的时候,富足与贫乏、幸福与痛苦、得到与失去,可能会相伴相生,但所有这一切,都不应该成为我们把社会的痛苦、个人及家庭的失意与挫折关在门外的理由。

在这个世界上,所有人都是无比紧密地联结在一起的,在大浪淘沙、排山倒海的生活面前,我们显然比以往任何时候都更加需要人与人之间的支撑。这种支撑可能是有形的,可能是无形的,可能只是目光的投注,可能会是双手的紧握,但支撑是情感的传递,是心灵的沟

I

通,是暗夜里的灯盏,是风雪中的庇护,定会带来光亮、希望与温暖。因此,《关注丛书》有着巨大的意义和价值。

我们很快就发现,这三位作家是以自己巨大的同情、辛劳的探访、含泪的笔触,探究个人与社会的伤痛的,他们把当今社会一些特殊群体的个人之殇与社会之痛联系起来,他们在自己的作品中呐喊、发问、呼吁——为了人的幸福,为了社会的和谐,他们"肩起黑暗的闸门",表现出强烈的社会担当,传递出了全社会的人间大爱。

中国是个发展中的大国,背负着沉重的历史负担,承载着现实的多重矛盾,人口问题、老龄化问题、农民工问题,成为我们无法绕过的矛盾纠结点,在这些问题面前,作家是在场的、带着痛感给予关注的。翻阅我们这套书,大家会看到作家们对社会问题观察的敏锐与表达的入微。比如杨晓升,他泣血而书,数易其稿,他以其《失独:中国家庭之痛》,揭出大量发人深省的事实,探讨了一个对个人与家庭最为致命的伤痛——失独。"独"而复"失",何其痛哉!作家拿出了自己格外深沉的思考,他让我们感受到,当个人之痛成为社会之痛,是需要我们给予充分重视的。作品当中写到的张文良和莫学云这对普通夫妇的遭际让人感慨,他们的女儿张穆然因患卵巢胚胎癌在 16 岁便坚强离世。这位花季少女在得病以前,说自己看两朵花在一起像是在打架一样,是竞争的关系,可得病以后她的看法不一样了,觉得两朵花在一起很协调。"以前想着世界太不公平了,让我得病。现在看不过是生活拐了个弯"。唯一的孩子离去了,这对"老三届"夫妇"除了回忆,除了思念,除了想方设法让自己好好活着,这对孤寂的夫妻此生此世还能有别的什么快乐和奢望呢"？我们与作者一样，只能送上最真诚的祝福……

接下来我们看到的是《空巢：我的养老谁做主》，接受任务的弋舟被自己面对的课题震动了，他决定利用假期带上自己13岁的儿子一同采访。"儿子只有13岁，正是颠顸无忧的年纪，但我知道，我自己终将会有那个概念意义上的95岁，关键的是，儿子他也终将会迎来自己的95岁"。因为，谁也逃不过岁月的刀锋，谁也绕不开老年之痛，准备好吧——无论是社会还是个人。

辽宁青年作家李铭为这套丛书拿出了两个选题，一是《农民工性生活：情迷都市》，讲述的是农民工的性生活问题，这是在该群体中广泛存在着的"空白"——巨大而被严重扭曲。作者在书中说："真正的幸福和快乐，其实只有他们自己的内心懂得。我们能够看到那么多快乐的面孔，其实都是一种假象。每个人的内心都有着属于自己的隐私和酸楚。每个人都把自己的内心包裹上一层硬壳，不叫人接近。不是不渴望交流，而是实在无法信任——这看似强大的背后，其实隐含着巨大的脆弱。"这脆弱引发的思索应该是多方面的。他拿出来的另一个选题——《留守：守望的天空》，聚焦我国数量已超过6100万的留守儿童，他们与4700万"空巢"女人和8000多万"空巢"老人，是我们现实社会的隐痛，尤其是这6000多万的农村留守儿童，真让我们忧虑啊，因为这个格外脆弱的群体的生存直接关系到我们的未来。

从这些作家的书写中，在看到当下社会生活突出问题的同时，我们更看到了社会生活角落上的那些难为人知的隐秘。有位伟人曾经说过,问题是时代的格言,是表现时代自己内心状态的最实际的呼声。这些现实的课题、普通人现实的痛楚,是与我们的生活相关联的,就说那些不幸的人们吧,正如李铭所说:"其实,他们距离我们并不遥远。只是在这样一个喧嚣浮躁的时代里,我们的脚步匆匆,身心疲惫中,忘了关照一下他人,也忘了温润一下自己。"现在,我们的作家负起了自己应有的使命,他们做的一件很有意义的事情,就是把问题摆到大家面前,让公众可以更好地聆听、关切,投以更多的热情,进而去解决这些问题。

医治社会问题的药方不是哪个人能够开出的,有些问题不可能指望一两天就得到解决,但这些作家的才情和劳动,不仅让人肃然起敬,而且能让我们吸取到许多人生的营养。

(本文作者为著名评论家、中国作家协会创研部主任)

目　　录

2

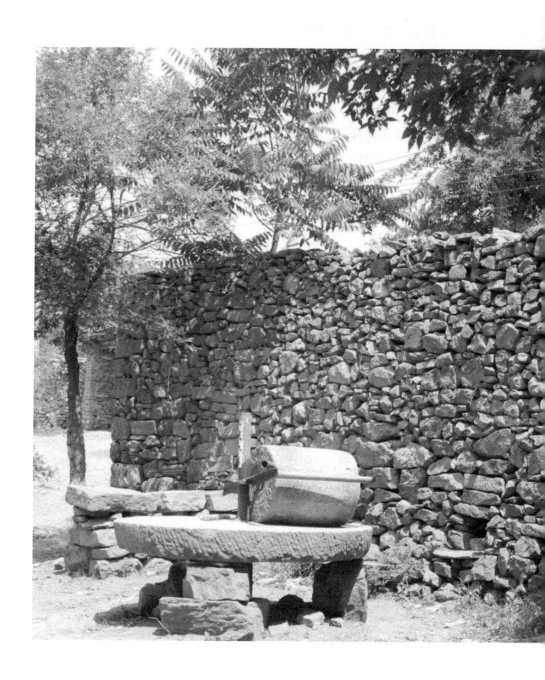

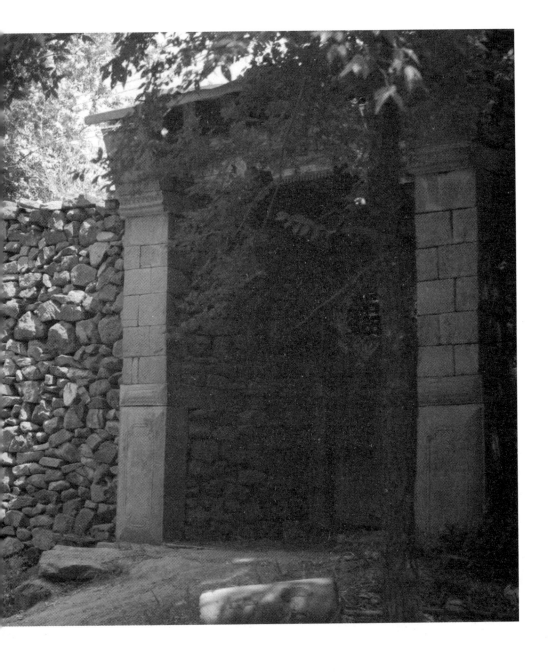

第一章　村庄的故事

村庄—— 一片掉了叶齿的树叶

在城市化的督促下

她日益缄默

一双忧虑的眼睛

打量着现代的文明

还有多少传说

还有多少古藤

幽寂山林高处

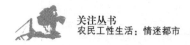

　　她嶙峋的目光

　　越来越消瘦

　　农谚在不在没有意义了

　　山歌唱不唱也没有价值了

　　如果有一天

　　什么喷泉

　　步行街服装城都来了

　　她想她一定

　　睡在地方志里

　　再不能起来

——冯璇《村庄》

　　我的家乡在辽宁省西部，这里地表层峦叠嶂，丘陵起伏，沟壑纵横，只有小块山间平地和沿河冲积平原，结构为"七山一水二分田"。土地自然类型多样，山地、丘陵、岗地、川地、平地交错分布，土地利用类型亦是多元化。旱灾是自然灾害之首。自1689年到1948年（民国三十七年）的260年间，共发生40次旱灾，平均6.5年一遇；从1949年到1985年的37年间，共发生28次旱灾，平均1.3年一遇。由此可以看出旱情愈来愈严重，周期性相遇时间愈来愈短，危害也愈来愈大。特别是1980年至1984年连续5年发生的特大旱灾，时间持续之长、成灾面积之广、灾害损失之重、遭灾人口之多,都是历史上罕见的。5 年中累计有 2905.2 万亩农作物遭灾减产,平均每年达 590 多万亩,占当年播种面积的 80%。近年来,旱灾依旧不断。免除农业税之前,农民种植庄稼完全要看老天爷的脸色。年景不好,种子和化肥钱都收不回来。现在国家不收各种税了,主要种植玉米的土地每年都能够有些收入。虽然不高,但是农民的日子还是有所改善。

因为比较贫瘠,土地也不是很多,我们老家那个村子,人均占有土地一亩多些。不用占用太多的劳动力,再加上现在基本都是机械化耕作,节省出大量的剩余劳动力。所以,大部分的农民选择了进城打工。很多村庄成为一座座空巢,只剩下老人和孩子。

决定写这个选题以后,我没有奔赴工地去采访,而是直接回到我的家乡。正好那段时间我身体不好,因为话剧剧本无休止修改,我整天熬夜写作,身体免疫力下降,患上了湿疹。跑了几家医院都无法治愈,家乡的朋友介绍说老家那里有个医生专门治疗这种疾病。于是,我踏上了回乡之旅——正好可以治病采访两不误。

写性生活调查这个选题其实是有难度的——主要是采访无法启齿。我总不能到了一个工地,拉住农民工就问人家,你的性生活是什么情况吧?或者我印制一些问卷调查,通过关系走进农民工的群体,分发给他们,叫他们如实填写。我的疑惑是,他们肯配合如实填写吗?他们肯认真对待这件事情吗?因为调查的本身其实并不能给他们带来什么看得见的利益。就是书出版了,也不一定从根本上改变他们的生活状态。我可爱的父老乡亲,他们当中有很多人会对我的问题充满

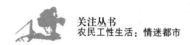

抵触。这不能责怪他们，10年前我也是一个农民工，也饱受性饥渴之苦，可是，这么多年里，我没有向任何人说起过。每个人都有自己的隐私，不是尊重不尊重的问题，祖露隐私不是每个人都有勇气的。

再说，我该怎么问呢？我问，大伯大叔，你们的性生活是怎么过的？我敢说，他们当中一些人，并不知道"性生活"是啥。谈论男女的事情他们可能是专家，"性"变成了书面字眼，在他们的世界里还很陌生。央视记者问老乡"你幸福吗"，被回答成"我姓曾"，一时成了家喻户晓的笑料。那么我问性生活，极有可能遭遇同样的命运。

"性生活"这个词对于他们，实在是太文明的称谓了。

这份"文明"在农民工的世界里，该有多么遥远。就如我们每天都在津津乐道幸福感的时候，我们这个世界上还有更多的人不知道什么是"幸福"。或许他们本身是幸福的，但是他们从来没有涉猎过这样的词语，没有想过自己的切身体验跟"幸福"这俩字有什么联系。这就显得非常滑稽了，因为我没有办法来表述"性生活"。

在我准备素材的时候，我把真实的人名和地点都分别用"假名"标注，我想，我万不能披露真实的姓名，哪怕不会对他们的生活和家人造成伤害。可是，动笔整整一周时间，写起来竟然是那样艰难——我有些焦躁不安起来，书稿是要按时交的，那些活生生的真实的事情和人物，在我生命的历程里面其实早都熟稔了，怎么就写不下去写不生动呢？

我索性放弃了假名，直接写真实的他们——于是，他们就真的在我笔下活了起来。我在心里向他们道歉，因为我不写出这些，他们的这些故事就会在这个世界里无声无息。是我无情地剥开尘封的记忆，抒写了他们的尴尬或者隐私。还有，他们当中的很多人，已经去世了。面对他们的魂灵，我写起来不敢有丝毫的亵渎。如果，我的文字对他们活着的世界，或者逝去的魂灵，有过无意的伤害，我愿意真心地道歉。我保证，书稿完成以后，我会点击电脑替换掉他们真实的姓名。我在内心向他们保证，我会尊重他们的尊严，敬畏他们的魂灵。

为什么想到先回村庄采访？因为我想从那个生我养我的村庄着手、出发，找出一个我要采访的"原点"来。在我眼里，村庄是地球上最小的构成单位。在我内心，中国的村庄更像一棵大树。地底下有千丝万缕的根须，这些根须四通八达，生命力旺盛。你没有办法知道根须在地底下的生存状态，你只能看到一棵大树的枯荣兴衰。我想说的是，在我们中国，有2.6亿农民工，他们就是地下2.6亿条根须。他们的家在村庄，他们的根须却试图扎向都市。有的是想汲取营养，有的是想见识文明。不管什么原因，他们构成了强大的流动大军——农民工。而他们的冷暖温饱，他们的酸甜苦辣，会引起我们的关注吗？青壮年正是性能力活跃的年龄阶段，他们的性生活又会是一个什么状态？所以，我需要揭开表层的土壤，走进他们的内心，洞悉他们真实的生存环境和生活状态。

假如出去到工地采访，只能抓住浩瀚"根须"中的一根或者几根，而回到他们出生、成长的村庄里面，就抓住了他们的魂。他们从这里走出，一定又会走回这里。因为村庄这棵大树，连着他们的命运，连着他们的血脉，是他们生命的本源。

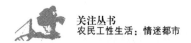

我的老家在辽宁省朝阳县西营子乡川心店村上店居民组，我小时候在校长办公室的地球仪上查找这个小村庄，无果。好在我们的校长很聪明，他教我们地理课的时候，自己动手画了我们那个大队（现在叫村）的地图。中国的版图像一只雄鸡，在校长的笔下，我们大队的版图形状像一片树叶。当年校长就是这么画的，我出生的那个村子上店在树叶的顶部。我是 1972 年冬天出生在上店的，1994 年因为家里弟兄多，没有钱娶媳妇，爸妈叫我做了"上门女婿"，"嫁"出了这个村子。我"嫁"到的村庄名字叫马耳朵沟，其实我也没有在马耳朵沟生活太久，后来就漂泊到城市打工去了。

再回村庄采访，已经是离开家乡上店将近 20 年的光景。故乡是什么？有位哲人说："哪里保存着我们的秘密，哪里就是我们的故乡。"我的故乡也有我的秘密。我的性格，我的情感，我的思想，都是在这里形成的。

村庄发生了翻天覆地的变化，进村子会发现少了很多人，这些人都在村庄外面的山上埋着。年龄大的，年龄小的，该走的和不该走的，他们如今留下的都是一座坟丘。还有很多女孩子也像我一样嫁出了村庄，成了别的村庄的媳妇。过年过节或者老人生日、生病、死亡等，她们也会赶回村庄。我们都成了这个村庄的过客，成了"住家的"。村庄这些年也多了很多人，比如娶进村子的媳妇，以及这些媳妇为这个村庄生的孩子们。

生死正如草木枯荣一样，在波澜不惊地发生着。村庄的命运似乎是一种惯性使然，流水一样往前演进着，悄无声息却不可阻挡。

村庄是典型的辽西丘陵山地,这几年地理格局也发生了巨大的改变。10年前的一条高速公路把村庄的一角给斩断了,这条高速公路是锦州到赤峰的线路,在我们老家境内叫朝锦线。高速公路的通车极大方便了当地群众,去北京、沈阳等地,五六个小时就能够到达。更重要的是这条高速公路修建的时候,给全村人都带来了利益。当然这利益有大有小。正因为利益分配的不均衡,彻底改变了这个村庄人的内心,甚至是风土人情。

我的家乡上店只有40多户人家,一个居民组被分割成了三个居住地。山里的人家居住地叫榆树沟,大约住着十几户,老张家是一大户,只有王姓我舅舅家一户外姓。原来我姥姥家也是住在这个榆树沟的,我很小的时候姥姥一家迁居黑龙江省宾县,姥姥和姥爷最初走的时候还能够回来一两次,后来年龄渐大,再也跑不动了。而母亲一直在生育孩子,家里的日子过得捉襟见肘,直到姥姥和姥爷故去,母亲也没有能够去黑龙江看看。

高速公路下面的居住地我们管它叫"下营子"。"营子"是蒙古族的称谓习惯,我们辽西地区主要是蒙、满、汉族的杂居地,所以很多风俗和生活习惯,包括方言俚语等兼具了三个民族的特性,实际上是一种民族融合,已经分不清楚到底是哪个民族的属性了。也发生过很多啼笑皆非的事情,比如某地要划归某个少数民族地区,一夜之间把这个地区居住的人,不管什么民族,统一划分满族了。这叫我惊讶不已,原来民族也是可以改变的。

下营子的人家也是10多户,因为10年前修建高速公路,占用了

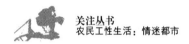

很多人家的房舍。"下营子"的人家都姓徐，现在他们的子孙也纷纷把房子建在了我家住的那个地方。这条高速公路像一条黑色的蟒蛇，从丘陵山地中间蜿蜒而来，吞噬了原来下营子的一角，鼓鼓胀胀地远去了。如今的村庄，变成了一片被咬掉叶齿的树叶。

20年前的记忆永远鲜活生动，那时候这里民风淳朴。尤其是过年，我们三个村子都是互相磕头拜年的。我离开村庄以后，这样的习俗没有了。现在的状况是关系比较紧张，过年见面连好都不问了。高速公路占地，占房子，占果树。一些村民也在那个时间段得到了各自不同的好处，各种矛盾和利益使人和人之间的关系发生了巨大的变化。我没有离开村庄之前，谁家盖房子搭屋，人工费是不花钱的，都是大家义务帮工。现在不同了，谁家盖房子都得自己花钱雇人，或者干脆承包给盖房子的小建筑队。

村民们平时互相联系的不多，都各忙各的。冬天这里的村民还要猫冬，因为离城市远，有几家前些年也罩过大棚，去城里卖菜路途远跑不起。菜价也不稳定，收入猫一年狗一年的有风险，所以现在大棚也没有人罩了。闲着没事，麻将就趁机而入。现在我们这个村庄打麻将成风，尤其是家庭妇女的热衷，使得麻将之风愈演愈烈。

我家住在榆树沟和下营子中间，这个地方才叫上店。因为地势稍显开阔，榆树沟已经有三户张姓人家在这里盖了房子，下营子三户徐姓人家也搬了过来。我们老李家的户数也不少，尤其是我们这支脉，富裕程度不高，但是人丁兴旺。40多户的人家组成了一个村庄，他们的日子到底怎么样？我回来采访，主题是农民工性生活调查，摆在我面前的难题还是无法开口直接问询。

父母双亲——我风尘仆仆地回来了

哲人说人类有三种皈依方式：故乡、爱情与信仰。

对于我，故乡上店的乡亲一点儿都不陌生。父亲李井先，母亲王桂霞，他们生了七个孩子，六个男孩、一个女孩。我排在男孩中的老五，下面有一个妹妹和一个弟弟。对于我能够成为作家，上店的乡亲唏嘘感叹——也仅仅是唏嘘感叹而已。作家这个称谓离他们的生活其实很遥远。每次回去，乡亲问的问题一般叫我无法回答，通讯和媒介的发达，他们的世界其实并不封闭。他们知道我在城市买了房子，他们基本都在外地打工或者家里有打工的，明白在省城买房子意味着什么。他们也知道写电视剧是赚钱的事情，至少不比小包工头的收入差。

他们会问："一年能整几个数？"

我有点儿语塞，感觉乡亲的问题问得有点儿太过直接。于是像通常一样含糊地应付过去。在他们的眼里我现在是大款，所以作家的光环被掩盖掉了。

1994年元旦我结婚后，带着妻子进入我们那个小县城，开始了艰难的漂泊生活。我在露天市场卖过四年蔬菜，在建筑队做过六年小工。这期间，每次回乡跟乡亲打交道，都是走投无路的时候。

刚结婚的时候，我也想干点儿事业。于是跟一个拉面师傅学会了拉面手艺，自己想开拉面馆。无奈一分钱都没有，只能在马路边上摆摊。摆摊需要遮挡阳光和风沙的布棚子，我买不起，就回上店找乡亲

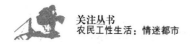
帮忙。我从村庄的一角开始挨家要空面袋子。每户人家都给了我几个，妻子把面袋子拆开洗净，用针线缝起来，做成帐篷。我在这个布棚子里面卖过一段时间的拉面。

后来我在外地的建筑队打工，冬天回来没有事做，就去批发市场批发春联卖。有一年我带着春联回到上店，我三哥带着我挨家送春联。那一年春节，全村的大门口都贴着一样的对联，集体"撞联"。而我赚了300多块钱，过了个好年。

还有一年夏季，市场里菜农的蔬菜大量涌进，像我这样的二道贩子从中赚不着钱。没有办法，我就凌晨从城市出发，蹬着人力车往返一百里地去更偏远的农村批发蔬菜。这样蔬菜的差价才会拉开一点儿，我才能每天收入二三十块钱。每次到我家这个村庄的时候，天刚蒙蒙亮。母亲刚起来，看见我满头是汗地回来，心疼得不行。中午的时候，我推着300多斤的蔬菜从村庄路过，母亲在路边送我。后来发生了一件事情深深刺痛了母亲的心。村里有个长辈看到了我在路上躬着腰推车，不屑地跟我母亲说："就你们家老五，出息不了人！"

母亲跟我说完这件事情以后，我再也没有从上店推菜路过。我想就是在外面吃糠咽菜，也不想给母亲丢脸。现在回想起那时候的我来，感觉很多不可思议。我不知道我是哪里来的力气和韧性，挨过那样多的累，吃过那样多的苦，却从来没有放弃过对理想的坚守。

对于从小热爱写作的我，村庄一直是漠视和沉默的。家里也没有人支持我这个爱好，本来就是面朝黄土背朝天的命，我却不服气。多少也惹烦了一些老人，他们对我写作的事情有些不可理解。直到我在他们听的收音机里面有了声音,在他们看到的电视上露过了面,他们才会相互传告:"李井先家的老五真的出息了,上电视了!上广播匣子了!"

乡亲们其实被我一次一次地折腾够了。他们觉得我干什么都干不成,注定是没有出息的人。初中毕业异想天开要当作家,真的是癞蛤蟆想吃天鹅肉。谁知道一不小心真成了作家,这巨大的落差使我的身份发生了根本性的逆转。2009年10月,一条叫所有人不相信的消息也在我的老家上店传开,最初传播这件事情的是我的母亲,她说沈阳那边专门来了火车接我去上班的,办公室就在大帅府。好家伙,火车专列接我,多大的气派。事实上是我的单位在大帅府的隔壁。我自己花600块钱租了辆货车,拉的是电脑、书籍以及做饭的炊具,我儿子陪我一起去的沈阳。日子正是很狼狈的阶段,哪有母亲说的那样风光。母亲至今对当初鄙视我的那个长辈耿耿于怀,还嘱咐我:"将来他死了不给去送烧纸。"

那条消息确实改变了我的人生——文化厅把一个农民工作家直接破格录取——变成了事业编制的专职编剧。这在上店这个村庄历史上是没有过的,在我们辽宁也属于破天荒的第一例。

每次回到上店,我出去转的时候少。家家都在忙碌,不好过多地打扰。就是没事业干的人家,夏秋两季上山捡蘑菇也是一笔不错的收入。再说,赶上不是冬天,村庄里的人很少,大多数人都出去打工了。

上店的土地本来就不多,基本都是山坡地。没有水田,靠的就是老天爷的恩赐。我没离开村庄的时候,上店两大块优质山地,一块是

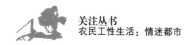
原来知青点的山地被当生产队长的三爷爷家承包了。三爷爷把这些山地又分给了三个儿子。一块东山的果园被下营子徐家兄弟承包了。

可以说，我们上店两大权威人家承包了绝大多数土地和山地。等我们这些孩子长大以后才知道，土地和山地承包期限是几十年不变，人家都拥有合法的承包合同，无法更改。这两大家的男人和女人不用像其他人家那样出去打工了，因为有山上的果树和土地够过了，每年的收入不少。其他的人家就没有这样幸运了。其实这样的承包是不合理的，因为承包费低，一次性付出，却要延续几十年的收益。等于拿一个鸡蛋换了一块金子。还有这些承包费到底应该给谁，山地都是属于我们村每个人的，这笔承包费老百姓并未受益。

父亲在这 20 年间变化是最大的。因为年轻时候受累，腿风湿的毛病很严重，前几年差点儿不能走路了，这几年吃了药，略有好转。父亲年轻时候脾气暴躁，没有主见，只听我妈妈的命令，年轻时候教育我们的方式主要是武力镇压。我们家哥儿六个，有五个坚强不屈的，父亲怎么打也不动地方。只有我大哥见我父亲一动武马上逃跑，我小时候见过我父亲追赶我大哥五里地的壮观一幕。

在我少年时期的那段记忆里，始终都是苦涩苦闷的。我无法解释人世间很多问题，无法排解内心的惆怅，我的青春期，漫长而苦涩。而我的父亲，就像不知道世界上还有一个父亲节一样，他也不会想到他的第五个儿子日后会成长为一个作家。作为父子，那个时候我们的关系很紧张。父亲觉得我的理想是盲目的，一个农民的儿子就该像农民一样干活务农，去写作热爱艺术是一件不可思议的事情。我应该原谅父亲的不理解,你叫一个老实巴交的农民非要接受虚无缥缈的理想,实在是强人所难。

后来我结婚了,离开了家,"嫁"出了那个叫上店的村庄。我离家的日子天气很好。一辆人力车,一台电视机,一口小缸,还有 30 斤高粱米,这是父亲给我的全部财产。我推着人力车,父亲帮我把着,下坡,再上坡,然后我说:"爸,你回去吧。我走了。"

我这一走,竟然成了异乡的游子。当我走上家乡老爷岭的时候,我才知道我选择了一条背离故土的道路。我似乎一下子明白了背井离乡的含义,眼泪都砸在了我的脚上,"砰砰"作响,一直响了将近20年。只有分离,才会明白我的依恋该有多么深沉;只有经历,才能叫我懂得情感的沉重和铭心。从那时候开始,我在心里向父亲保证:我一定会做您最优秀的儿子!

似乎,20年来,我实现了我的承诺。从农民到作家,到职业编剧,我有了耀眼的光环。可是,我的父亲——还是在田园守望着艰难的日子。我成了他的骄傲和自豪,每次回家,父亲都说个不停。又跟我讲听谁谁说他五儿子真了不起,电影都去外国放映了。他是满足的、幸福的。这点,我能够从父亲的脸上看得出来。

父亲像一棵枯瘦的树木,正在我的面前慢慢萎缩。我知道,这棵树会在我的注视下慢慢倒下,最后化成泥土。而我呢,作为他的儿子,扪心自问,我继承了父亲身上的多少善良呢? 当我也有一天变成枯木,我将死去并化成尘土,我的质地发生了多少改变呢? 在这片广阔的土壤里,我和我的父亲还能不能是一个系族呢? 两抔土,是我和父

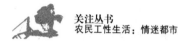

亲。互相融入的那一天，我不知道该跟父亲怎么说，说我经历的那些事情，说我在这个人世走一回的感受，说我在生命历程里做过的那么多会叫父亲惊讶的过往，我不知道父亲会怎么看待我，看待我的作为和言行。不管在人间还是天堂，我的灵魂在父亲面前，都变得怯懦和胆小。

父亲跟我讲述村子里发生的事情，我们父子彻夜交谈着。20 年间，小村子里死了很多人。很多人的死叫我很惊讶，因为他们有的比父亲还要年轻很多。所以，父亲知足地说："人家那谁谁，年轻时候啥活不干，为了养身板，怕老的时候得病。谁承想 50 多点儿就没了，这都是命。人的命，天注定。"

父亲干瘪的大腿没有多少肉，他说："吃啥药也不管用了，都是顶药。"

"顶药"这个词语一直死死地咬着我，我就跟父亲说："爸，你多活几年吧，叫你的儿子也能够尽些孝心。"

那个夜晚，父亲点头了。我看到了父亲嘴角的微笑，那般羞涩，像个孩子，真是可爱。

在我们乡下，只要活着的"父亲"就要劳动。

我去看望村里当初鄙视我的那个长辈，给他送去 50 块钱。听父亲说他得了肝腹水，做不起手术了，只能等着死亡一步一步临近。他不在家里，在后山的山坡上坐着。他在看野鸡，玉米的苗出来了，山上的野鸡总来叨。野鸡叨住嫩苗，拽出土把里面的玉米种子吃掉。那是乡下父亲们的希望啊，他顶着重病在那里看着。很多乡下的父亲也都

16

在为儿女们看着那一棵棵玉米的秧苗。不知道哪一天,他们就会死去的,在死亡之前,他们还要为儿女守望着希望。

我们乡村的那些父亲,其实他们懂得爱的表达。那个落日余晖的傍晚,在故乡的山坡上,在那些看野鸡的父亲们面前,我再次落下了"砰砰"作响的泪水,我知道那是我情感的冰山轰然倒塌的声音。

2012 年,那个长辈病逝。没有太多的哭声,80 多岁,在村庄他活得年龄够大,算是喜丧。他的墓地早在十几年前由他自己选好。向阳的山坡上,长着一棵棵果树,每年春天鲜花怒放,花香满坡。

儿女——就是父亲的玉米

今年的天气异常,时令到了立夏,一早一晚还要穿棉衣。玉米种上以后也不省心,天旱,庄稼的前景不乐观。整整一春,父亲都在盼望一场透雨。透雨不来,父亲的心焦了。

墒情就是父亲的心情,三亩地的玉米就是父亲所有的心事。

现在国家政策好了,免了农业税。不过收成也不是很乐观,随之而来的烦恼是种子化肥农药的问题。主要是劣质和假货,有点儿防不胜防。三亩地玉米,在这个春季叫父亲经历了太多的情感体验。其中的滋味,父亲认真地品尝着。父亲是全村最先播种玉米的,那时候的墒情不怎么好,父亲当机立断:抢墒情刻不容缓!父亲把种庄稼看作是一场战争,需要有一个好指挥官。别人家还在犹豫的时候,父亲清脆的甩鞭声已经响彻了山村。

父亲精神抖擞,扶犁,一双大脚把复苏的土地踩得扑腾腾有了生

17

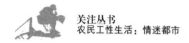
机。看着小孙子在垄沟里玩耍,父亲慈祥的目光变得有些迷离。也许,父亲心里想的就是他的三亩地玉米马上生长得疯快,跟他的孙子比着长个儿。本来种地已经半机械化了,需要不了那么多人。何况父亲的儿女大多由农村转到了城市打工,他们每天都在奔忙。可父亲每年播种都要把我和哥哥们召集回来,父亲歇息的时候说:"看见没,汗珠子摔八瓣得来的粮食,农民——不易!"父亲每年都在重复着这样的话语,乐此不疲,不管我们究竟着耳听没听。

那段时间父亲是全村子里最值得炫耀的人物。父亲每日去玉米地里巡视,听着玉米成长的声音。父亲捏一袋旱烟,在夕阳里坐着,品着玉米的气息。别打扰他的陶醉,他会在适当的时候猛地告诉你:"听见没,玉米伸懒腰呢。"

我始终坚信父亲是能够与玉米沟通的。

父亲知道我回来有事,但是不知道我的"事情"竟然是聊天。父亲看着我,像看着他亲手侍弄的庄稼。我在想,我们这些儿女,其实就是父亲的玉米。一株株成长起来,收割走,都成了金灿灿的粮食。而父亲,却老了。

不用惦记着我,我挺好的。你妈信佛跑庙,身体也好了起来。家里没啥惦记的。

说说咱村的事,咱村的事有啥可说的。真没啥可说的。七百年谷子八百年糠,都是老掉牙的事了。说出去打工的?都在外面打工呢,除了你三爷爷家和老徐家两家,基本都有外地打工的。不打工靠啥啊?现在村子里娶媳妇都难,找一个就是要楼房,找一个就是要楼房。

咱们村这儿流传着顺口溜,达不到条件就别想娶媳妇:三金一脚踹,公公婆婆扔楼外。

啥意思?三金就是媳妇一定要金项链、金耳环、金戒指,一脚踹是摩托车,还没到要小轿车的地步呢,我看按照这个架势,也快。公公婆婆必须给买楼房,还不能跟儿子和媳妇住在一起。现在养老的孩子少,家家如此,谁也不笑话谁了。久病床前无孝子,老人不长病生灾就是烧高香的事了。

现在的风水不一样了,过去谁家儿子说媳妇,媒人介绍,女方家得打听这家人品老实不老实,本分不本分。现在可倒好,老实本分不行,说明你没有能耐。咱家你们哥儿六个说媳妇,哪个不是看着咱家的人缘好?换现在,你们都得打光棍。世风日下,黄鼠狼下豆鼠子,一辈不如一辈了。

你大哥还在那儿做饭呢,挺好的。你大嫂也跟着过去了,小龙(侄儿)在那边处了对象,买了楼房,就都过去了。房子暂时空着呢。

大哥的"幸福"生活

大哥比我年长 10 岁,1962 年生人。我记事的时候大哥参军。大哥那时候参军不像现在,现在村子里谁家孩子参军跟别人家是没有关系的。大哥参军的那年是全村的事情,大哥穿上军装以后甚至要走遍所有的亲戚家。那时候的热闹气氛才真正是"一人参军,全家光荣"甚至是"全村光荣"。我的文学启蒙其实跟大哥有关,大哥四年以后复员回到上店。他带回来三大麻袋的文学书籍,那时候我认字还不全,却

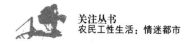
读得如醉如痴。

大哥穿上军装很帅气，很快就娶了大嫂。大哥应该是全村第一个会刷牙的人。每天早上，我们全家人用一盆水洗脸，大哥最后洗脸。换一盆水，洗脸刷牙，看得我很惊讶。那白色的牙膏，被大哥挤在一个刷刷上面，然后伸到嘴巴里，刷来刷去的，大哥的嘴巴里冒出了白色的沫。

这样的日子没过多久，大哥就不能一人用一盆洗脸水了。日子恢复了正常的秩序，大哥也要面对生活。大哥身体不好，生活的压力随之而来，因为二哥三哥四哥也在迅速长大，都需要说媳妇盖房子，大哥必须要自己独立走向社会，自己学会养家过日子。

大哥有很多日记本，上面都是大哥写的文章和日记，里面还画着好看的插图。有的日记夹页里面还有他在吉林汪清县当兵那个地方的树叶，一片一片压得平实好看。我看过大哥写的文章，听过大哥吹奏的口琴。大哥是一个有梦想的人，可惜那时候生活的艰难，叫他无法实现这些。在我的内心，大哥其实应该成为一个作家的。可是贫困的乡村现实，会摧毁一个青年美好的梦想。或者说，在一个贫瘠的乡村里面，是不应该有梦的，否则，你就会被生活折腾得遍体鳞伤。挺过来的是我，没有挺过来的是我的四个哥哥和一个弟弟。他们现在有的还有着梦想，有的对生活和前途已经处于一种惯性状态，任凭岁月往前推着走。走到哪里算哪里，挣扎到什么时候算什么时候。

大哥体格不好，在建筑队干不动力工活，只能出去打工做饭。换了很多地方，很多地方都很留恋大哥，念着大哥的好。大哥为人宽厚，心地善良。他在哪儿工作,都有非常好的人脉。后来大哥在一个城市的公安局做饭,这个工作持续的时间最长。12 年时间,大哥一个人在外地,平常也不能回家,大嫂带着侄子在家里种地。每年春节,大哥打工的单位就来车把大嫂和侄子也接上去,过完正月十五再送回来。

我跟大哥交流过,12 年间,大哥从来没有睡过一个亮天觉。因为工作单位的性质决定,110 要值班的,有值班的就有吃饭的。我也曾经在外面打工做过饭,知道起早的滋味。每天晚上都要赶紧睡觉,不能失眠,失眠就等于明天的工作没有办法做了。只要有一天迟到,工作就保不住了。所以,大哥的床头总有一个闹钟,不管睡好没睡好,只要是那个时间,大哥都要风雨无阻地起床工作。

我知道大哥的内心其实很苦,作为一个生理正常的男人,要在异乡打工,长年没有夫妻生活。大哥为人正派,不会随便找女人。我每次去大哥打工的地方,跟大哥聊很久,却很少提及这方面的事情,也没有办法启齿谈论性生活。大嫂也不容易,侄子在老家上学,只能陪着。地里的庄稼也折腾不了几个钱,可是庄稼不收还要年年种。大嫂的身体也不好,大哥长年不在身边,她只能自己照顾自己。

侄子读完初中辍学了,去大哥打工的那个城市的建筑队干活。其实做父母的最大心愿就是安排好孩子的未来。都说好儿女不在意家业,那都是没有办法的事情。哪一个孩子不希望自己有个良好的平台呢!我认识的很多人,他们有着好的工作,过着丰衣足食的日子。假若他们的父母不是领导干部,以他们的能力和素质又怎么能够工作在那样好的单位呢?命运就是命运,没有绝对的公平。富二代和官二代

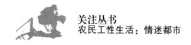

们,他们是很享受,但是他们不会有我们这些贫二代的充实,因为我们的成绩都是真刀真枪靠自己打拼来的。成就感——使我们在这个世界活着更加地有意义。

侄子到了该订婚的年龄,这个事情一直是大哥和大嫂的心病。大哥算计得很好,一个儿子,怎么也能够安排得不错。大哥打工十几年,每年能够攒下一万多块钱。然后回到老家上店开始翻建房子。十几万的投入,大哥的房子盖得不错。可是 10 年过去了,乡村的婚恋观念也随之发生着巨大的变化。现在的乡村女孩根本不想生活在乡下,她们要楼房,要进城,要过上衣食无忧不劳而获的生活。而这些条件,有时候足以叫父母们为之奋斗半辈子的辛苦付之流水。

这些年村里的风气也渐渐不好,谁家有年龄大的男孩子说不上媳妇,视为耻辱一样被人说三道四。我们老家男孩女孩还是结婚很早的,20 年前,我是虚岁 23 岁结婚的,已经是村里年龄大的了。我的一个叔伯弟弟,17 岁结婚,18 岁就做了父亲。在乡下,结婚早也是一个家庭过得富裕不富裕的象征。大哥一家承受着这样的压力,侄子相过一门亲事,女孩子家里狮子大张口,买楼房是势在必行。其实叫大哥寒心的不是这些,恋爱变成了一场交易,没有物质条件的满足,感情就一分钱都不值了。大哥没有答应女方的要求,婚事告吹。

大哥那些日子应该承受着巨大的压力,辛辛苦苦积攒的血汗钱,盖成了宽敞明亮的房子,突然之间变得没有任何价值和意义了。大哥感觉这半辈子生活得很失败,我从大哥的空间里看到他写的文章,无奈而迷茫,心酸得叫我无语。

好在侄子很懂事,他没有埋怨父母的条件不好,继续在城市的建筑队打工。他也很争气,学会了技术,很快就能够自己独立工作了。收入也还算可观,慢慢找回了自信。去年,侄子跟打工当地的一个女孩子相识并且相爱,今年五一定了婚事。在那个城市还买了楼房,虽然贷款中间有些波折,但是结果还是好的。大嫂如今也去那个城市打工了,她和大哥终于结束了两地分居一起在帮助侄子赚钱。

我是前年买的楼房,靠写作收入还房贷,生活压力很大。去年大哥知道我的情况,几次他最艰难的时候也没有找我借钱。我好久没有给大哥打电话,不是不惦记,是不知道该说什么。现在大哥最需要的不是精神上的安慰,他需要实实在在的物质援助。去年侄子的一部分打工钱要不回来,老板跑了,侄子打电话给我,问我认识当地人吗,最好官大点儿的。拿着电话我好久无语,我一个普通的作家,哪有那样的能量?帮不上侄子讨薪。看着他辛辛苦苦打工一年,几万块钱的工资人家就是不给,一点儿办法都没有。

关于性生活,在大哥这些打工族的世界里,基本属于被忽视的。生活的压力之大,叫他们不堪重负,性的需求有,但是比起那些更应该做的事情来,就显得微不足道了。性在没生孩子之前,还算是一种个体生命的重要体验。一旦有了孩子,日子拮据之下,性,就成了一个生活的点缀和奢侈。在乡村,也有为了能够常年过性生活,坚持不出去打工的人家。但是他们的日子过得并不幸福,性是满足了,物质上与其他人家相比之下的匮乏,叫他们也承受着巨大的心理落差和精神压力。出去打工,似乎是他们唯一的出路。

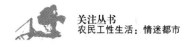
忍吧，把性——压抑住。

真正的幸福和快乐，其实只有他们自己的内心懂得。我们能够看到那么多快乐的面孔，其实都是一种假象。每个人的内心都有着属于自己的隐私和酸楚。每个人都把自己的内心包裹上一层硬壳，不叫人接近。不是不渴望交流，而是实在无法信任——这看似强大的背后，其实隐含着巨大的脆弱。

你二哥三哥四哥在一起干活呢，不愿意出去跑了。有时候遇不到好的包工头，辛苦钱要不回来。骑着电动车，十几里地来回跑。农忙的时候也不耽误地里的活。守家待地的打点儿短工也不错。这个活还行，打地沟水泥板。就是累，计件，多干多得。

咱们家就算挺好的了，没有大富大贵的，但是也没有出啥事的。啥是福？健康是福，平安是福。老百姓的日子都是这么过来的，过日子就得有自己的章程和主意。往前看是比咱强的不少，往后瞅还有不少不如咱们的呢。前面有坐车的，后面还有背包的。

数数咱村打工的，不少，基本都在外面呢。这山坡地打粮食不多，你和你妹子的户口走了，地还在家里。还有你爷爷没了多少年了，地咱还种着呢。说是三十年不变，这样我和你妈种的地就多些。见苗老天爷就能够给个三分收成，这几年的年景不错，大苞米没少收。上秋的时候都卖了，不用自己出去卖，小贩子自己上门来。他们带着打苞米机，免费给脱粒，打完苞米一炮拉走。省事，省心。

村子里现在没有队长，原来高明武干几年，他不是摔了嘛，摔完就没法干了。他不干，村里就没人干了。也没有几个钱，三五百的谁愿意守着。有啥事村里直接来人告诉。也没啥事,要是不改选一年也没啥大事。改选咱们上店人也当不上村主任和书记,咱上店的党员有数,打工的多,干不动活的多。咱上店干不过那两个村,人家户数大。票数多。咱上店本来人少,心还不齐,啥也选不上。也没有人有那当官的心。这样也好,咱村没有能够选上的,但是选票就很关键了。他们想要当选,就得争取咱们村的选票。现在当官也不容易,花钱买票。买完咋办?不能打水漂不响,还得捞回来。捞不回本钱谁干啊,白玩没有人愿意。

一换届选举,咱们上店就热闹了:都是那两个村的人来拉选票。前两年50块钱一票,这两年涨价了,100块了。选不上钱也不退。都是找自己要好的,亲戚啥的拉选票。这事都是偷着,不能叫上面的干部知道。谁当也是那么回事,咱这儿穷乡僻壤,没有资源,靠山吃山,靠水吃水。啥也不靠,谁干也得醋性(东北方言,厌烦)。没有项目就没有油水,干完两年一换届,谁当上还不一定呢。

高明武家的事,都挺多年了。他媳妇哑巴,生俩孩子。小子在外面打工,头几年说是修车,后来说不是,在建筑队干消防设施的活。那活没有人揽不下来,他们家小子能干,肯吃苦,老板喜欢。现在都是大技工了。

他很少回来,去年过年回来待了半月,正月十三就又走了。家也没有办法待,哑巴妈,哇哇的。高明武现在还行了,拄着根棍子,还能够走几步。原来以为完蛋了呢。人挺有尿,愣是起来了。人的命硬,不服不行。有的人命多脆啊,三十出头,四十不到,就走了。前山后梁

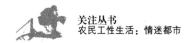

的埋着那么多。细算一下，你离开咱村 20 年，没的人也 20 多个了，一年平均一个还多。

谁为他失去的"性福"埋单

高明武打工的那个水泥厂，原来是乡福利水泥厂，属于个人老板承包的。水泥厂的厂房现在已经没有了，被拆掉，办起了一家沥青拌和站。那个水泥厂当年我也去打工过，可惜我只干了一个班就不干了。那是 1997 年的冬天，我不在县城卖菜了，回到了岳父家。写作惹全家人不高兴，总是闹家庭矛盾，我的日子不得安宁。出去打工时间还不到，因为二哥和三哥都在这家水泥厂上班，正好他们缺人，我就去了。

包装是计件工种，很累。因为老板大多数都是承包，为了节省成本，各个环节都算计到了，安全硬件措施经常都是糊弄，危险性也不小。我岳父他们村以前有人在市水泥厂干活，听说挣钱买了冰箱彩电和洗衣机，这叫全村人都很羡慕。我也是抱着决心去的，我是半夜 12 点接我二哥的班。水泥厂的工作是一天 24 小时不停的，先去库房领了包装袋。厂房很大，满包装车间却只有一个工人——那就是我。电灯的光线很暗，灰尘飞扬，要戴着防尘面罩。二哥先来带我一段，其他车间的工人其实都是为我们这个环节服务的，把加工成的水泥输送到料斗里面。我这个环节就是用包装袋把水泥灌好，然后摆放在库房里面。十个袋子一摞，整齐码好。

这个工作需要力气，也需要技巧，初干的人肯定难以招架。首先是包装袋要套住下料的斗，料斗下面有个铁桶出料孔，上面有个开关。

手拿着包装袋熟练地往上一套,开关随即打开。水泥就像流水一样涌入袋子。要掌握好尺度,稍微提一下,袋子就灌满了。一般一袋水泥都是九十七八斤,不要使劲提。老板不希望足斤足两,只要上面的质检部门不来检查,就尽量不要灌成 100 斤一袋。连续灌满五袋以后,要关闭阀门,把水泥装上推车,最远的距离库房 30 多米,近的也有十几米远。

手先是被出料桶撞伤了,出血很快被水泥盖住。然后接连被撞上,手指头上到处是倒刺,都是划破出血的。搬袋子的时候,手指甲全部刮破了,有的地方刮得狠,带下来一丝肉,钻心地疼痛。掌握不好包装袋的角度,水泥就会扑面而来,呛到眼睛。水泥是热的,岩浆一样烤人。推车不熟练也不行,三哥二哥和高明武他们,一次能推六袋水泥,甚至是八袋。我装不上去,只能四袋。还有水泥袋子里有空气,溜滑,有时候会掉下来。往起捡,三五袋过后就真的搬不起来了。

码放的时候也有技巧,不能可一摞往上码。那样到了第八袋高的时候,人是没有力气再往上摞的。开始就得两摞三摞的同时码,踩着后面的两袋水泥,才能够把第一摞的水泥码得够高。

二哥回宿舍睡觉了,我一个人在车间里包装。汗出了几次,没了几次。体力透支,嗓子发咸,没有水喝,口罩也不能摘下来。还有,必须加快速度,因为料斗要是水泥满了,影响前面车间工人的工作效率。他们也是按照数量挣钱的。

快到天亮的时候,我的胳膊扭了一下。起风了,眼睛被眯住。一袋水泥滑落到地上,当时我也记不得这是我第几次捡水泥袋子了。这

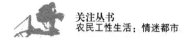

是最耽误时间，也是最耗费体力的活。一袋水泥甩到推车上，推车要倒，我去救。结果，车子砸到了我的胳膊，我跟着摔倒在地上。

我躺在发热的水泥袋子上，没有挣扎再次起来。我突然问自己："我这是在干吗啊？这样我就是累死，也赚不来家里人想要的冰箱彩电洗衣机啊！别人可以不爱我，我为什么不爱自己呢？我干不动，水泥厂不会给我熟练的机会，我没有必要非得这样糟践自己。"

意志放松以后，我不再着急了。一袋一袋把水泥捡起来，认真码好。不管料斗里如何忙碌，我要按照我的步骤去走。早上八点，我像洗了几次桑拿一样下班了。进了宿舍，二哥问我怎么样。我说："睡觉，然后回家，不干了！"

二哥给我打来了馒头和咸菜，我连手都没洗就开始吃起来。吃完一头睡去。这是我在水泥厂留下耻辱的一幕。我的这段经历成了村子里的一个笑话，他们后来很长时间都笑话我，说老五真不行，吃不下去苦。那天回岳父家，我也特别为难。骑着自行车在沟口转了很久，不愿意回家，不知道怎么跟家里说，感觉自己好没脸见人。

妻子晚上看到我的手全是伤痕，埋怨二哥他们不给我先安排白班，不多告诉我一些工作技巧。假如那天我上的是白班，就没有那样难干，就没有我最终的放弃。我敢说，在水泥厂工作，是我这辈子干过最累最脏的活。二哥三哥还有高明武后来没有再找人，就他们三个，支撑那个水泥厂的包装工作。以我自己的亲身体验来体会他们的劳动强度，真的是不容易。那些袋出厂的水泥，其实都有他们三个人的汗水。

他们三个有行李在水泥厂宿舍,可是很少在那里住,除非天下了不能走的大雪和大雨。有时候机器出现故障,他们会在上面休息一会儿。他们下班,不管几点,基本都是洗涮一下就骑自行车回家。我知道他们的意思,知道他们需要跟妻子睡在一起。

我们上店有个老爷岭,坡陡。我离开水泥厂几年以后,高明武下晚班骑自行车回来,不知道怎么就从岭上刹车失灵了,连人带车都摔岭下了。拉到了县医院,伤到颈椎了,下身不能动。大夫说需要3000块钱做手术。家里困难,没钱。去医院都没有人照顾。他哥哥只好把他拉回来了。在炕上躺着,挺着。

我那时候在家乡已经在写作上小有名气,认识一些报社的朋友,正好赶上我回家,就去他家探望。采访了一下情况,感觉他家实在困难。尤其是只差3000块钱手术费,我就写出一篇新闻,找报社的记者介入把新闻发了,这样看能不能得到救助,后来这事没有成功。记者告诉我,这样的新闻根本不是新闻,他们经常能够遇到。这类稿子需要领导审查,比如能够引起重大反响的新闻才可以报道,领导考虑的是有没有看点。

我当时有些生气,人家都倒霉成那样了,要什么看点!不过生气也没用,朋友也只是记者而已,发表新闻稿他说了不算。这篇稿子我写完没有能够见报,心里有些恼火,回家也不敢去高明武家,感觉自己辜负了他的盼望。记得去看他的那次,他的哑巴媳妇照顾得也不好,他有时候解手都不能及时。一个大老爷们,看着我哇哇大哭,特别无助。那个时候,我就想起在水泥厂包装车间里生龙活虎的他来。那种

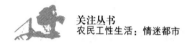

劳动的强度没有打垮他，一个硬汉子却被击倒在贫穷无助上面。

我以为他活不了几年呢。再回老家就问爸妈，没有想到有一年竟然看到他拄着棍子在路边卖呆。见到我，他也格外热情，好像有了那次采访，他对我还是很感激。我很惊讶他顽强的生命力，村子里死了那么多人，有的正是壮年，生命如此脆弱。而他却奇迹般地站了起来，还能够走出家门。他很乐观，开朗，没有一点儿哀怨的意思，甚至连命运都不怪，觉得一切都是正常。这种麻木叫我悲伤，感觉我们中国的老百姓是那样的可爱，一点儿过分的奢求都没有。他们从来不问问自己为什么这样贫穷，问问造成这些伤害的原因到底是什么。失去劳动能力，没有保险，也没有医疗救助，就是想报道一下的希望也因为没有看点被无情地破灭掉。可是，他们从来没有骂过埋怨过政府。他们信命，只信命。

如果高明武不在水泥厂打工，也跟着众多外出的农民工一样，他可能就不会摔伤。如果，劳累了半夜，就在水泥厂宿舍休息，不用连夜骑着自行车回家，他可能也不会摔成这样。可是，他的决定有错吗？他是人，也需要追求人的幸福快乐，在重体力劳动之后，寻找一些温存和慰藉。他的哑巴媳妇其实很难调教的，他一直动用暴力对付她，一打就是漫长的几十年。他结婚的时候，我在村子里还小。我们会经常看到他大打出手，哑巴媳妇咿咿呀呀地跟他对打。然而他们的性生活是很和谐的，也是很有规律的。据他隔壁的邻居讲，只要他下班，两口子就在一起亲热厮守。哑巴不会说话，叫床的声音很大，尤其是夏天，敞开着窗子都能够听到。

世界上不存在太多的可能,为了自己应该的欢愉,他付出的代价其实足够惨重。因为他的这种身体状况,当时大小便都不能自理,原来和谐的性生活早已经荡然无存。他们的"性福",又该由谁来埋单呢?他们没有追问过,他现在满足的是还能够活着。而曾经的快乐只能是一种回忆。而苦的不仅仅是他,还有他不会说话性能力很强的哑巴媳妇,她的那些长夜又该如何度过?

我想起了哲人说过的话:"受苦的人,没有悲观的权利。一个受苦的人,如果悲观了,就没有了面对现实的勇气,没有了与苦难抗争的力量,结果是他将受到更大的苦。"

20年间,计划生育政策是起到作用的,最明显的是学校的学生出现了断档。一个小学校,剩下几十个人。有时候两三年不能招收一年级的新生,有该上一年级的孩子就得等着。不然没有办法,别的学校太远。村子里现在读书的孩子不多,因为普及九年义务教育,所以基本都能够读完初中。往上升学的孩子少之又少,基本都是下来打工。

也有供孩子读书的家庭,都是先前承包山地的人家。条件好,也意识到读书是走出农门的唯一出路,否则也得出去打工。

现在条件还算不错,老人到了60岁给补助,给发钱。给个存折,60岁以上的老人,一个月给55块钱,想啥时候取都成。低保户给得更多一点儿,不知道具体数。80岁也是一个档。你奶奶93岁没的,这些年都是你老叔把钱领走了,我和你妈也不愿意争那个钱。农村医疗保险也有了,大病大灾肯定不行,不能全给报,小来小去的毛病头疼脑热的给治。你离开村子这些年,没了好多人了。榆树沟二华

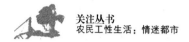
子,大华子,年龄都不大,都走了。二华子前年秋天没的。天气热,来收山榆树叶子的,一麻袋树叶子卖十几块钱。羊山那边来的小贩子收购,山榆树叶子制香。每年秋天都来咱村收,这次收完,告诉几天以后再来。二华子干活太要强,中午也不回家。带干粮上山,嚼吧一口,大晌午的接着干。就是中暑,跟前也没人,一迷糊就过去了,等放羊的发现在树底下都死了。咱们这儿死人也不检查,就说得紧病了。得紧病的这几年不少。

算算,从榆树沟到下营子,四十几户人家。榆树沟你大舅家俩儿子都在外面打工,刮大白活。二华子四个儿子,都在外面干活。大华子家俩儿子也是,老大张曙光在工地干活得癌症了。家家都有打工的,40多户人家,除了家里地多山多的,基本都出去了。就剩下一大帮念书的孩子和老人。

咱们家小弟在盘锦打工,带着孩子媳妇走的。小弟16岁就在工地干活,有啥事你直接去找他。他知道得多,经历得也多。

我六弟如今还在我10年前打工的地方继续做着农民工。第一时间给他打电话,说明了我的意思。弟弟在电话那边说:"五哥,你赶紧来吧,现在的工地跟你那个时候比变化很大。事情也多,要不我先帮你收集着。事老多了,我随便一讲,就够你用了。"

我告诉他,我在咱村呢,先了解村里的情况,然后再去找你们在外地打工的地方。六弟说:"你直接来我这儿就完事了,我都有他们的联系方式。"

我说:"不行,死了的人,疯了的人,你联系不上的。"

张曙光的故事

张曙光要死了。我不信,这绝不可能的! 因为在记忆里,张曙光无比健硕,身体壮得像一头牦牛。他也是 1972 年生人,跟我同岁,属鼠的。张曙光两月前在工地干活,突然吐血,被工友送到医院,经过检查以后,确诊为癌症晚期,医院那边都没有留人,直接叫准备后事了。

2012 年农历十月初一,93 岁的奶奶去世。我从沈阳回上店奔丧,听村庄的人说,张曙光也快不行了。家里人已经把新买的棺材放到了院子里,在等着他咽气。我们老家故去老人,现在都是火葬。政府说为了减少占用耕地。火葬的政策执行起来特别严格,曾经发生过有的人家死了人没有火化,直接入土被从坟里挖出来重新火化的事情。坟被刨开被看作不吉利的,所以现在火葬的秩序不错。但是政府只管是不是火化了,却不管最后安葬的时候是不是占用土地了。这个政策执行了一种形式,却没有实现最初的目的。

我们老家那片如今还是走这样的程序,死人,火化,然后还是装殓入棺材埋坟,照样占用土地资源。乡村的习俗对坟地很看重,都想要一个好风水。政府的政策其实执行了一个表面。

我们上店因为人口少,倘若死人要是在夏秋忙碌的季节,抬棺木的人不够,都要到川兴店村去组织人帮忙。那些川兴店上来给我奶奶抬棺木的人大多数都是跟我家有些亲戚关系和关系好的。他们说:"用不了几天,还得上来抬张曙光。"

我一下子就陷入了恍惚之中。张曙光是我小学的同桌,没有想到

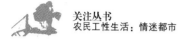
走得这么早。张曙光生性顽皮，不喜欢读书，直到同龄的孩子都去学校了，他才跟着上学。他来上学的那天，特别滑稽，光着膀子。他生得胖乎乎的，肚皮晒得黑黝黝。老师看见他就皱眉头，警告他上学要穿衣服。张曙光龇牙一笑，第二天又光着膀子来了。老师气得不行，叫他回家拿小褂。张曙光就跟我借了件背心穿，混过了老师这关。因为背心的缘故，我们俩成了好朋友，老师分座位的时候，张曙光一个箭步跑我身边来了，我们俩就成了同桌。

张曙光的本事很大，他会上树，"嗖嗖"地快。张曙光会倒着下树，这个功夫至今我还没见别人有过。张曙光在树尖上，脑袋朝下，腿夹住树干，往下溜，溜得你惊心动魄，他在离地面一尺高的地方攀住，一个鹞子翻身，平安落地，牛气得很。张曙光的肚皮很厚，想必是上树下树磨的。

张曙光掏鸟窝，惊险无比。还在鸟窝里掏出过大蛇，我们都吓得半死，张曙光凭着自己的功夫却都化险为夷了。

张曙光滋尿的功夫也是我们这个班级里男孩子们比不了的。我们学校的男女厕所中间，隔的墙不高，最上面还有空隙。男生就站成一排，往对过滋尿，以示对女生的友好。别人的尿力量不足，到不了墙头就蔫了。张曙光不一样，尿线呈抛物线状，划出美丽的弧线来，射程远而准确。为这事，没少挨老师的揍。

张曙光开始时学习很好，一般都紧跟我的后面。三年级的时候，成绩就不行了。社会上的一些东西，他很快就学会了。他是我们班最早抽烟的，那时候张曙光已经改掉了不穿上衣的习惯，他开始买烟卷。

不到一毛钱的"农丰"牌子的烟,是他的首选。这样还时常买不起,他就捡烟头,整急了能抽干葵花叶子。在他的带动下,全班12个男生有10个学会了抽烟,没学会的那个人是我。他一个人把全班的男生都拉下了水。几年前,我见到张曙光的时候,他看我还是不吸烟,非常惊讶,连说:"好人,好人,净攒钱了你。"

张曙光背古诗,老师在前面教:"昨日入城市,归来泪满巾。遍身罗绮者……"最后一句张曙光改成了"养蚕不是人"。老师要大家出谜语猜。张曙光平时好的是打架上树,滋尿游泳,吸烟吐痰,根本不会猜谜语。我们那时候管猜谜语叫猜闷儿。大家都猜,老师点名,他站起来,沉思一会儿对老师说:"东山有个红辣椒,西山有个绿辣椒。红辣椒,裂纹了,我给王八犊子猜闷儿了。"

我那时候的青春启蒙,竟然很大一部分是来自张曙光的教诲。他懂的可真多,不断地给我们灌输关于男人和女人的事。张曙光早在小学阶段就为我们班级普及了生理知识,为此遭受了许多暴打,可张曙光仍然一如既往乐此不疲。我们那时候上学晚,小学六年级的时候,都到十六七岁,不像现在的孩子,13岁就上了初中。虽然发育得慢,可是身体也有了变化。那段时间挺怕的,一些莫名的情绪控制不了。张曙光就很老练地告诉我们,说我们现在可以做小孩了。我们就听迷糊了,张曙光说,做小孩懂不懂? 都摇头。张曙光就寓教于乐说:"男的和女的玩,大肚子带小孩。"

张曙光是最早打破我心中权威的人。比如人是从哪儿来的,我们班的男生几乎都认为是从河里或者河套捡来的,只不过是捡的时间不

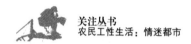
一样，河的名字不一样而已。因为所有的家长都是这样告诉我们的。张曙光却说孩子是做出来的，而且我们都能够做小孩了。真是新奇得很。张曙光现身说法，说："咱们都是男的和女的玩，玩出来的。"张曙光散布"谣言"，被老师严厉呵斥，还被叫来家长检讨。问题很严重。可是张曙光宁死不屈，坚持真理。长大后我学会一句话：真理往往掌握在少数人手里，真没错。张曙光跟老师叫嚣说："就是玩出来的！"

张曙光读完小学，正赶上普九开始，应该都能够读初中的。张曙光不去，坚决不去。张曙光正式从小学光荣毕业，消失在我们的视线里。他教我们的那些生理知识，从我个人后来的成长经历来看，他没说假话。老师说他流氓，实在是冤枉他了。

张曙光在家玩了一年，身体力行，18岁不到就结婚了。那年冬天，我上初中一年级，张曙光有了自己的儿子，胖乎乎的煞是可爱。张曙光用实际行动证明了他的话是真的，他果然会做小孩。他结婚的那天，找过我，我上学还没回来就没去。他非要叫我去吃饭。婚后，他去了大连的一家仓库做装卸工。据说，张曙光身强体壮一次能扛两麻袋货物。

我与张曙光的友谊像两条直线，在一个点上交叉。很快就分开了，大家都很忙碌，从此，两条直线就再也没有相遇过或者平行过。那几年，回老家遇见张曙光的妈妈，她说："你看你多滋润啊，白白的，胖了这么多，我们家曙光造得像小老头一样了。"

张曙光开始的几年混得不错，挣钱拿家去，媳妇很能干，小日子也很滋润。可是，好景不长，因为长期在外地打工，干的都是装卸工体力活,业余生活没有,孩子老婆一年也看不到几次。村里打工的都是这么过来的,常回家不但赚不着钱,也引人笑话——贪妻恋子没出息。

无所事事的张曙光迷恋上了赌博。靠苦力挣的钱都赌了。每年都拿不回来钱,就编各种理由撒谎。媳妇忍无可忍,闹离婚回家了。张曙光的父母亲托人叫回来了儿媳妇,还叫张曙光保证不再赌博。张曙光勉强挽回了媳妇。没过多久,赌博的瘾头又犯了。实在没有办法,父母就叫儿媳妇跟着张曙光去外地打工,为的是监督他好好干活赚钱过日子。张曙光其实很能够吃苦,他不再做装卸工了,在建筑工地上开始做钢筋工。钢筋工是个技术活,收入还好。媳妇在那个城市的一个海产品加工厂打工,主要就是把对虾什么的摆在盘子里冷冻。活计不轻快,每天都在湿漉漉的环境里工作。

张曙光在工地外面租了房子,按说小日子也应该不错的。偏偏这个时候出事了。张曙光每天还是贪恋赌博,不敢大赌,小来小去地赌点儿钱。就是百八十块的输赢,媳妇也看不出来。时间上错不开,因为媳妇在就没有办法赌博,于是,他就利用媳妇下班这段时间赌。张曙光为了节省时间,每天不愿意接媳妇回来。正好当地有个钢筋工工友骑着摩托车,张曙光就委托他来帮忙,顺路把媳妇捎回来。

时间一长,媳妇从工友那里知道了张曙光在继续赌博。伤心,难过,感觉日子没有出路了。工友就劝说安慰,俩人日久生情,竟然好在了一起。原来分居两地打工的时候,张曙光感觉性生活方面是需要媳妇的,可是真的带出来以后,又因为工作很累,再加上赌博喝酒,两口子很久没有在一起亲热了。媳妇跟工友好了几次以后,彻底对张曙光

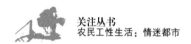

死心了,突然感觉跟着张曙光过日子从来没有享受过性爱的美好,不知道女人还可以这样。等张曙光感觉到了情感危机,媳妇和工友双双消失了。

起初张曙光还有点儿愤怒,到处寻找。后来找不到,心里反倒解脱了。反正再没有人管了,索性就破罐子破摔,累死累活赚的辛苦钱,都用来赌博和喝酒,挥霍一空。

张曙光家里哥两个,父亲是一家印刷厂的正式工人,退休以后也有不菲的退休金。无奈的是,几年前父亲突然得病,卧床瘫痪两年以后故去了。张曙光的儿子也没有读过多少书,出去打工不爱吃苦,也没有固定的收入和职业。

直到三年以后,张曙光的媳妇再次出现。不知道什么原因,偷偷私奔的媳妇跟那个工友过了三年,感情也出现了危机,最终破裂。两个人分手了,媳妇一个人回到了自己的娘家。张曙光的儿子也到了该娶媳妇的年龄了,没有妈妈在家也不是个事。于是,张曙光的母亲跟家族的人商量了一下,托人去劝媳妇回来。

媳妇别看是私奔的,可因为是对张曙光绝望在先,如今婆家人主动来劝说,也得找个台阶才能回来。因为看张曙光太不着调,就摊开条件,说必须要盖好平房,才能重新回家。其实这件事情闹来闹去,坑的是张曙光的妈妈。她把这几年的积蓄都拿了出来,帮助张曙光重新翻盖了新房。

媳妇回来了,儿子也结婚了。张曙光四年前37岁就当了爷爷。日子虽然有了点儿波澜,但是最终还是恢复了平静。临近中年的张曙光开始着调了,自己出去打工,在工地上干活,直到感觉不适吐血,去医院做检查,没有想到是肝癌晚期……

其实身体上的兆头是有的,只是乡下人不在意这些。以为是小毛病,挺挺就过去了。乡村现在有农村医疗保险,不过要是得了重病,那点儿钱连杯水车薪都算不上。乡村的老百姓平常是不做体检的,所以有毛病也不能及时发现。

2012年农历十一月,张曙光去世,留下了老母亲和媳妇,守着榆树沟的那个家。好在他的儿子和孙子都很健康,继续重复着他以前的日子。

在老家上店,谁家死了亲人,连续三年是不能过年时贴春联的,以示对亲人的缅怀和牵念。我想,三年以后,张曙光新盖的房子前面又该是一片喜庆了。而张曙光这个人呢,不知道还会被谁记起。他们就像上店山上的草木一样,微不足道,来和走,都没有踪迹。

我一直试图挖掘关于他打工那段时间的故事,因为毕竟跟我要写的选题有关。可是,这样隐私的内容我无法获得最原始的一手资料。我没有走近他的媳妇,没有办法问起那段不堪回首的情事。张曙光18岁得子,儿子竟然也奇迹般地重复了父亲的生命历程——18岁当了爸爸。繁衍的任务他们都完成了,或许在他的眼里这还算圆满。

要知道,20年前,我23岁结婚,是我们上店的大龄青年了,不然父母也不会那样着急舍得把我"嫁"出去。20年过去了,村子里男孩女孩结婚的年龄更加的年轻,年龄大一点儿不结婚,父母就该着急了。我们那个地方很多男女结婚是不去办理结婚证的,很多夫妻都是生完

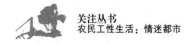
孩子以后,到了年龄去补办。孩子生下来以后,也没有什么准孕准生的麻烦,户口也不上,有的人家就等着人口普查。一普查,统一缴点儿罚款就能上户口。我四连襟家更不知道是咋想的,他们结婚很多年了,孩子都生了俩,竟然至今没有结婚证。没看他们着急过,结婚证在他们的眼里就是一张纸,保证不了什么。不领那个证件,全村人也知道他们是两口子,不影响他们的正常生活秩序。

疯女人——老婶的故事

老叔家住在村子最南头,把一边。四间北京平房盖得不错。晚饭的时候去老叔家坐坐,关于老叔和老婶的故事,我其实是不用刻意了解的。

老叔没有手艺,但是每年出去打工都不少挣钱,这跟老叔的勤劳有关。本来挣钱就少,必须笨鸟先行。每年的正月十六,老叔第一个扛着行李外出打工,然后就是年底腊月二十三小年以后才能回来。这样,全村他在外面打工的时间最长。老板也非常喜欢老叔干活,觉得这人稳当,愿意多给他找活。别的工人放假,也能够给老叔安排点儿活计,多挣一份。所以老叔每年的收入并不比那些技工少。其实老叔干活也不是非常卖力气,我有一年跟老叔在一起打过工。他传授我的秘诀是:宁可慢,不要站。活可以磨蹭着干,别累着,但是千万别停下来。这样老板会不高兴。

老叔家的日子在村里也不落后,该盖房子的时候就盖起了房子,该垒院墙的时候也垒了院墙,冰箱、电视都添置了,看起来一点儿也不比别的人家差。可是老婶后来"疯"了。

最早发现老婶反常的是村子里的女人们。因为老婶说话总是很"犯傻"的那种,不管什么辈分的人在跟前,她说的话都很露骨。比如说到男人在家的事情,很多留守的女人都笑话谁家的女人离不开老爷们。老婶抨击得最为严重,说:"我就不愿意你老叔总在家,老爷们儿在家烦人,弄得裤裆整天湿唧唧的。"

老婶的话招来大家的耻笑。老婶嘴上这样说,心里却比谁都想老叔。她似乎只能用这样的方式来排解自己的压力,掩饰自己的思念,却总是弄巧成拙欲盖弥彰。老叔在建筑队常年干活,花销很少,日子过得很节俭,他省吃俭用就是为了儿子的将来。儿子大海学习也不好,初中没毕业就下来了。在我们那个地方,男孩子基本都念到初中就算到站了。只有一些村干部的孩子或者条件略好的家庭,才叫男孩继续读高中上大学。其实上不上大学也没有多少作用,现在大学生在乡村也不是什么稀罕事情,没有人羡慕谁家孩子上了什么大学,大家只关注赚了多少钱,开了什么车回来。

以前外村也有这样的例子,好不容易把孩子供入了大学,全家勒紧裤腰带过日子,拉了不少饥荒,四年大学毕业,找不到工作。大学生跟着打工大军出去找活干,遭受了大家的耻笑,成了远近闻名的笑料。那家人家心里上火,在村子里感觉抬不起头来。更要命的是这些平素淳朴的乡亲嘴巴变得特别刻薄,给人家的孩子连大名都不叫了,直接喊人家"大学生"。有一年,那家孩子差点儿疯掉。直到结婚的时候在喜宴上喝多,"大学生"宣布,他不再是"大学生"了,他要告别这一耻

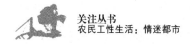

辱的称谓。

老叔家的孩子初二就不读书了，当地没有职业技术学校。乡村一批又一批的少男少女流入社会。他们当中很多不爱劳动，在社会上胡混，走向犯罪的深渊。老叔家的孩子听话懂事，跟着老叔去建筑队打工。因为年龄小，干不动，老叔就带在身边，好时时关照。为了让儿子也能够拿到一份成年人力工的工钱，老叔就得自己多受累，帮衬着孩子。

其实老叔心里特别想叫孩子学手艺，不能像自己一样没有技术，挣的苦力钱。后来老叔在建筑队找木工师傅，带着他儿子学习木匠手艺。这样在木工组打工两年，老叔的儿子就成手了，现在不在建筑队干木匠活了，去别的城市做装修。装修的工资其实不高，相比建筑队的木工要少很多。装修工人一天是 150 元钱，建筑队的木工现在是300 元钱，假如要是承包的话，还远远比 300 元赚得多。但是老叔支持孩子，装修赚钱不多，但不是特别累。

这样，孩子干了几年，娶了媳妇，就回到老家的城市，买了摩托车往城里跑，干装修活。儿媳妇也挺能干，以前做过小买卖，现在有时候也跟着丈夫去城里干活。不管辛苦不辛苦，毕竟小夫妻守在一起，其乐融融，小日子还算不错。

老叔其实是知足的，比起孩子们的健康和快乐，其他的付出都值得。五十不到抱了孙子，这是老叔最大的骄傲。

年龄虽然大了，但是性能力还没有消失，老叔当然要常年忍受着性饥渴的煎熬。老叔在外面没有女人，不是钱不钱的问题，是老叔心里没有这样的念头。老叔是过日子的人，是正经的人。这点老叔是最在意的，他不能像其他人一样吃喝嫖赌，他要给孩子们树立一个典范。不回家不是不想家，努力在外面受累赚钱，是为了家里的人过得好些。

老婶越来越不理解他，因为想念那件事情，又不能说。渐渐地，她就在全村遭人讥笑。儿媳妇当然知道了婆婆的疯疯癫癫，不理睬她，跟着丈夫带着孩子去城市里租房住，也不叫老婶带孩子，儿媳妇怕宝宝被老婶带得不正常了。老婶一个人被留到家里。孤独寂寞的老婶完全靠着想象来过日子，渐渐地就变得神经兮兮的。

村庄里在外面打工的人有回来的，老婶就守在人家家里不走。聊天，漫无目的。打听老叔在工地的情况，回来的人并不对老叔的生活状况感兴趣，三句五句就说完了，老婶不甘心，继续打听关于老叔的细节。问来问去，实在是找不出什么话题来，老婶也不走。人家小两口很无奈，好容易男人回来一次，夫妻相聚不容易，偏偏遇到老婶这样的人。于是，传老婶精神不正常的人就越来越多了。特别离谱的是，有一年夏天，村里一个小伙子回家来，正好在公路下车的时候遇到老婶。老婶就一路跟踪而至，守在人家家里不走。吃完中午饭，那家小两口说："老婶，你回去睡午觉吧，我们也困了，下午还要下地干活。"老婶被支走了，小两口很兴奋，以为大中午的没事，于是就开始在家里亲热。谁承想老婶走出了大门，意犹未尽，觉得还应该多了解一些关于老叔的情况，问问他们下午去哪块地干活，自己也好跟着去。返身回来，结果推门撞见了小两口在一起亲热。老婶脸红了，小媳妇气得呜呜哭了好几天。

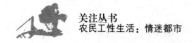

村里包工头张得利,以前就是干力工活的,后来在建筑队承包"大白活",带着十几个人在外面干活。有回来的人就说包工头在外面找女人不正经,还被派出所抓住处罚过。过年回家两口子吵架,闹得全村风风雨雨的。老婶对这样的事情很是上心,到处去打听细节,然后她津津乐道地加入了扯舌大军,到处传播这些半真半假的事情,传着传着,老婶渐渐也分不清事情的真假了。

2005 年我在孙家湾集市附近租房自由撰稿,老婶风风火火地来了。进门先把我家孩子和媳妇赶出了屋外,她严肃地对我说:"老五,我跟你商量一件事情,你说,我跟你老叔离婚的话,大海这孩子我得要,不能给他。"

我听了哭笑不得,知道老婶病得不轻。但是我作为晚辈,有些话不好说,没有办法跟她解释,只能好言劝她,说我老叔不是那样的人,以前我跟他也在一个建筑队打工过,老叔一直勤勤恳恳,从来不找女人。老婶听了以后反应很激烈,她说:"到这个时候,你咋还为你老叔辩解呢?"

我说是真没有的事情,是你自己想多了。老婶说:"半年都没回来了,也不打个电话,肯定是有女人了。"我说老叔赚钱不多,每年都交给你,钱有数,上哪儿去找女人? 老婶言辞凿凿:"老五,你还不信呢,我都打听了,张得利不是有个小的吗? 他媳妇回来跟他闹,他就没有办法了,把小的给打发了。给了那女的 8000 块钱,500 斤大米。你老叔那个没脸的,他把那女的给捡去了,500 斤大米都是他扛的。吭哧吭哧的,累死活该! 丢下我们娘儿俩不管了,没良心!"

我听傻了,老婶杜撰的故事有名有姓,可是我知道都是假的。老婶继续说:"他们还生了个小丫头,这么高了。扎着一个羊角辫,脸蛋红扑扑的。我高低不能忍了,你帮我写个离婚书,大海归我。咱们盖章,你老叔啥也捞不着……"

那天我拗不过老婶,还是给写了"离婚书",看着老婶拿走,心里不是滋味。给老叔后来打过电话,叫他回来看看老婶。老叔在建筑队忙着赚钱,没有及时回来。家里真的出事了,老婶不知道为什么把张得利家的柴火垛给点着了。村干部下来调查,知道是老婶精神不正常干的,也没有办法追究,报案的话就得抓老婶,大家商量后把事情给压下了。在乡村,法制观念也淡薄,烧个柴火垛不算什么大事。

老叔只能回家来陪着老婶,老婶的病情才没有继续严重。不过老婶总会在街上聊天,聊着聊着就说出不堪入耳的话来,听的人都不好意思了,赶紧躲开。

老叔在家里干活,土地不多,天又旱,每年的出产是有数的。可是丢下老婶又不放心,怕她出什么事情。老叔推心置腹地跟我说:"在外面打工,咋不想家啊!我也知道搂着老婆睡觉好,可是日子咋办?大海两口子在外面租房呢,再有几万就能够首付买楼了。我有一分光就得发一分热。这么多年都过来了,你老婶一犯病就是逼问我小丫头的事,逼着我交出500斤大米。有时候我气得想打她几下,冷静下来一琢磨,还不是这些年我把她放在家里放的。脑子里老有幻想,我在身边才能放心……"

老婶其实得的是心理疾病,需要心理疏导,可在我们乡村,这样的

45

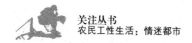

病症是无能为力的，也不是打针吃药能够解决的。没有人给留守女人做心理疏导，她们找不到性释放的办法。至于网上说到的那些性用品，对于乡村女人来说，那是天方夜谭。她们首先抵触，觉得不可思议，人怎么可以跟器具做？那也是对自己男人的一种背叛。在接受调查的乡村女性当中，绝大多数是红着脸不回答，也有胆子大的会问："太贱了吧，那是人干的吗？"

乡村女人接受的文化教育不深，想念不敢说，性生活得不到解决，渐渐地，头脑里就出现了幻觉。现在老叔基本不敢出去打工了，因为老婶摸清了一个规矩，只要闹事老叔就得在家。于是，老叔一出去，她就烧村子里的柴火垛……

枪击事件

在村口看见一个小媳妇，抱着孩子看着眼生，不知道是谁家的，就问父亲。父亲说是榆树沟三华子家的儿媳妇，是向阳沟胡长友家的姑娘。哦，胡长友他家住在向阳沟居民组，小学的时候我们在一个班里，他个子很高，瘦瘦的，细长条脸，学习成绩很差，能够跳绳和踢瓦口袋，同学们讥笑他，给他起外号叫"假老娘儿们"。

姑娘都这么大了，想不到。父亲说，还有你想不到的呢，胡长友开枪打伤梁桂的事情你知道吗？都上报纸和电视了，判了十几年刑。我摇头，这事还真不知道，问父亲因为啥开枪伤人，父亲说："因为媳妇不正经呗。"

那是咱村出的第一个刑事案件，说来也不怪他。梁桂你知道吧，就是原来在水泥厂做饭的那个,后来水泥厂黄了,回向阳沟做豆腐卖。年龄跟胡长友相差十好几岁呢,胡长友媳妇还跟梁桂有点儿远亲关系,叫梁桂好听的。他俩往那儿一站,像爷儿俩。梁桂不应该,自己的三个姑娘都结婚嫁人了,咋能干这种事呢?都差一个辈分了。亲戚套亲戚的,也好意思下手。

我给你细讲。

胡长友媳妇是外地的,亲戚给介绍到这儿来的。听说媳妇家里特别穷,老爹得病治不起,姑娘才嫁的,就为了那点儿彩礼钱呗。开始两口子就没啥感情。当然在农村过日子感情不感情的不重要,祖辈都是这么过来的。后来媳妇给生了一个姑娘,胡长友知道日子困难,思想也想得开,没再要媳妇生孩子。伺候走俩老人,胡长友就出去打工。媳妇领着孩子,种地,每年卖苞米也能够收入一万来块钱。再加上胡长友打工,一年的收入在农村也可以了。大富大贵比不了,小打小闹的日子呗。

按说,这也不错了。没病没灾的就是福分。孩子念书不多,就下来了,帮着她妈妈干点儿活。要说人就是这样,日子宽泛了就琢磨别的。胡长友长年在外面打工,梁桂就有机会了。

梁桂的老婆前几年没了,三个姑娘也都搞对象嫁人走了。梁桂不愿意跟着姑娘走,年龄不老,身体也挺好,自己在村子里做豆腐,侍弄着几口人的地。咱们这儿土地三十年不变,他老婆的地,三个姑娘的地都种着。梁桂不超生,老大是闺女,又生一对双胞胎闺女。所以他算捡个大便宜。你看吧,五口人的地,得多少斤大苞米啊。吃得好,穿

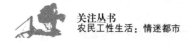
得也不差。他又好打扮。

胡长友一年也不回来几回，媳妇在家，一买豆腐就跟梁桂说话，梁桂嘴巴甜，讨女人喜欢。一来二去的俩人就有感情了。梁桂会来事，有啥活就过去帮着胡长友媳妇干。一个是单身，一个是长年男人不在家，俩人就好上了。

没有不透风的墙，这事村子里都传。胡长友听着了，前年中秋节回来过节，胡长友就带着气。感觉到媳妇见到自己不像以前那么亲，不近面。头天晚上就发生了争执，胡长友非要睡觉，媳妇说身体不舒服。胡长友的疑心重了，完事以后发现媳妇哭，胡长友就留了心眼，过完节说走，收拾东西出了村子，然后从后山绕了回来。从西窗户钻进去，屋子里藏着一杆洋炮。这洋炮是他自己鼓捣做的，装火药和铁砂，他稀罕这个。前几年公安局下令收缴枪支，他藏起来了，没交。他在屋子里拿着洋炮猫着。

也该着出事，梁桂和胡长友媳妇已经有了很深的感情。胡长友过节回来之前，媳妇就跟梁桂说了，这几天躲着点儿，别出事。梁桂嘴巴上答应，心里不高兴。胡长友跟媳妇出来进去的，他一直盯着呢。看胡长友走了，就迫不及待来了。俩人见面，梁桂看到胡长友媳妇身上的淤青，知道是胡长友干的。俩人就热乎起来，先是听梁桂说话，后来就搂搂抱抱。胡长友都在里屋听着呢，拿洋炮出来了。

媳妇听到了响动，看见了胡长友，推梁桂快跑。梁桂到院子，没有想到院门被胡长友给插上了。返回头，就跟胡长友走个对头面。胡长友二话没说，给来了一洋炮。梁桂当场就昏死过去。媳妇吓傻了，赶紧找人送医院。

梁桂的三个女儿赶回来,看到病床上伤痕累累的梁桂,报了警。胡长友这个时候还理直气壮,不认为自己犯罪了,村子里的人也都支持他。都觉得胡长友是值得同情的武大郎,梁桂是西门庆。武大郎痛打西门庆是正当的,值得鼓励的。可法律上不这样说,胡长友这是故意伤害,还私藏枪支,这罪就不轻了。县刑警队出动刑警来抓胡长友,胡长友还在地里干活,他觉得自己很无辜,他不想出去打工了,想跟媳妇重归于好。警察带他走的时候,他还没事一样,说进去说明白了就回来。

胡长友被判了刑,好像是二十来年,他自己都想不到。胡长友就是犯糊涂,梁桂也不是人,睡着人家媳妇,把人家男人还坑到大狱里去了。梁桂出院以后,就跟胡长友媳妇搬到一起去了。两人的行为全村的人都不齿,三个女儿也跟梁桂干起来了,闹得断绝了父女关系。拆散了人家家庭,这事传出去丢人。

反正现在还过着呢。没有招,要不是当初胡长友在外面打工,家里也不至于出这样的事情。啥都是命,怪不得别人。胡长友家现在一直闲着呢,院子里都长满了蒿草,荒起来了。

弗洛伊德说过:"在人的潜意识里,人的性欲一直是处于压抑的状况,社会的道德法制等文明的规则使人的本能欲望时刻处于理性的控制之中。"而胡长友媳妇和梁桂呢,他们本能的欲望没有理性地控制住,悲剧上演,给彼此家庭和心灵都造成了伤害。父亲讲完他们的故事,我久久无语。胡长友即使不出去打工,这样的事情就能够避免吗?

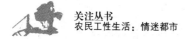

那高明武一直在家附近打工呢，他的悲剧不也是不可避免地发生了吗？我相信胡长友的媳妇和梁桂能够顶住压力结合，一定是真正的感情在支撑他们。他们的叛逆在乡村来说是大逆不道，甚至是丧尽天良，损害了他人的利益，而为了他们自己的所谓幸福，伤害了原本善良的人。

他们的幸福究竟是什么呢？真的是老乡议论的那样，仅仅是因为床上那点儿事吗？弗洛伊德还说过这样的话："人生有两大悲剧：一个是没有得到你心爱的东西，另一个是得到了你心爱的东西。人生有两大快乐：一个是没有得到你心爱的东西，于是可以寻求和创造；另一个是得到了你心爱的东西，于是可以去品味和体验。"

而对于梁桂和胡长友而言，他们得到了还是失去了呢？面对着另外一个家庭的破灭，他们的结合就一定是幸福的吗？就一定是没有任何愧疚的吗？他们会心安理得吗？

乡村——关于性的话题

性——曾经叫我们中国人谈之色变的字眼。如今在乡村，在农民工的心里究竟怎么看待？性是一种文化，是一种欲望，或者是一种繁衍生息的手段。性有积极的正效应的一面，也有消极的负效应的一面；性有其自然属性，更有其社会属性。性文化可以促使社会的稳定发展，长治久安，而性愚昧、性禁锢、性混乱、性疾病则能导致个人毁灭，家庭解体，甚至社会不稳。

我小时候，曾经目睹过一场家族婚变。我三爷爷家二叔娶媳妇，

第一章 / 村庄的故事

我们乡村娶媳妇讲究很多,比如相门户,比如换盅,比如过礼,然后才能结婚。二叔跟那个女孩换盅以后,按照惯例女孩要在男方家待几天的。没有想到,三爷爷家晚上睡觉的时候把二叔的被子和女孩的被子铺放到了一起。女孩非常愤怒,坚决反对婚前发生那种事。第二天回家以后,跟父母如实汇报了这事。父母也非常生气,觉得这样的亲家事情办得人过龌龊,断然悔婚。在乡村悔婚可不是小事情,三爷爷纠集我们家族所有能够打得动架的人,都到女方家讨说法。把女孩家的窗户玻璃全部砸碎,男方花销的所有费用全部追回。

那个女孩叫金花,在我童年和少年时期的记忆里,她一直像金子一样灿烂。其实她不是害怕发生亲热行为,只是认为不该在结婚之前就这样办,拒绝性,是因为不想乱性,她在用自己的行动捍卫着自己的纯洁,保护的不只是自己的处女之身,还有属于她的个人尊严。不管我们家族是多么的强势和霸道,她都没有屈服。

如果放在今天,这样的事情还会发生吗?金花的做法是不是叫人感到小题大做,甚至是不可理喻?性在乡村并没有多少人提及,大家对这个事情都是心照不宣。我周边的亲戚也好,乡亲也罢,孩子处对象了,就可以同居,婚前同居成了很随便的一件事情。最多大人会说:"管不了。"其实不是管不了,是不想管,或者纵容,想把生米做成熟饭。大家都这样,谁都不笑话谁了。我们村庄很多女孩子都是奉子结婚,因为肚子大了,还想要孩子,所以就张罗办事了。在我结婚的那个年代,未婚先孕还是一种耻辱,谁家姑娘结婚没多久就抱了孩子,娘家人的脸上无光,全村人也会指指点点。现在不同了,你发生性关系和生

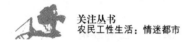

孩子都是个人的事情，与村风无关，与民风也无关了。人在几年时间，突然与生养他的村庄和土地发生了剥离，成为了独立的个体。人不再代表村庄，没有了所谓的"集体"荣誉和自觉。男孩子家长怂恿，女孩子家长默认。这样的解放，到底是进步了还是倒退了？廉耻观念正在逐渐淡化，人的观念也在发生着快速的转变。处女的快速消失，从某种层面上来讲，也是一种社会风俗的体现。

十里八沟每年死亡的人数不少，尤其是男人亡故，现在很少有女人守寡的。有的甚至在男人亡故之前就为自己选好了另外的男人。前夫咽气，那边很快就迎娶结婚了。我们不是非得要求一个女人为了自己的丈夫从一而终守寡终生，这样不人道，也不现实。但耳濡目染的现实，也过于快捷、随意，叫我感到无言。

我有个沾点儿亲的长辈，几年前去世。长辈去世前是乡里的干部，在我写作最艰难的阶段，也给过我支持。他的支持不是物质上的，但是他的确帮了我不少忙。这个忙看似无形，却在那个时候力量很大。因为他是乡干部，在村子里宣传我如何了不起，叫更多的人知道了我。他觉得我才华横溢，将来肯定能成事。这样，村中有什么热闹或者谁家结婚办事我去随礼，他主动过来跟我打招呼，就引得很多乡亲对我刮目相看。有些乡亲也开始对我表现得敬重了，我知道，他们对我毕恭毕敬不是因为我会写小说和剧本，而是看在乡里干部的面子上。尤其有两次谁家结婚办事，他喊我一个桌子吃饭。无非问些最近写啥了发表啥了的问题，就这也引得无数乡亲对我格外高看。

他是退休第三年殁的，应该是 63 岁。得知消息以后我骑摩托车去乡下他的老家送他最后一程,给了他老伴 100 块钱,以示我的一份情意。他死后半年不到,近 60 岁的老伴改嫁。据说为了她的婚事,几个儿子气得没法。儿子们都有了出息,过得不错。有的在省城,有的在北京,最次的也是村庄里富裕户。不是反对老人再婚,儿女建议等个一年半载,老父亲烧完周年。老太太说啥不等,也不跟着儿女们走,迫不及待地找了男人,一起上山干活,一起去乡里赶集,亲密得像年轻的情侣。

这也许是乡村人的一种进步吧,我是能够接受的。只是我多少感到有些悲哀,淡淡的忧伤情绪,叫我想念过去岁月那种人的傻。

现在的人,都为自己的内心活着。性是他们内心需要的,那么就会为了这个需要不惜代价,不考虑世俗的目光。乡干部的老伴许是很久跟丈夫没有亲热了,据说他得病很久,没有了性的能力。要是不死,老伴也能够相伴终生,但是他死了,她不想再浪费时光,有要求就豁出去了地实现。

我们村老胡家的姑娘,嫁给了邻村一户人家。哪里想到新婚期间,丈夫摩托车肇事,在医院治疗两个月以后回家,但是不能有夫妻生活了,还需要人照顾。女孩很懂事,也很爱自己的丈夫。她哭着跟公公和婆婆保证,自己不会离婚,不会丢下他不管。但是家里需要钱,指望那几亩地玉米也不成。女孩就出去打工,开始几个月还能够往家寄钱,后来就没有了音信。她在外地打工,认识了很多男孩子。有喜欢她的,就献殷勤。她开始不为所动,渐渐地,有同村的女孩说出了她的遭遇。很多人对她很是佩服,也有很多同情,更多的则是劝她面对

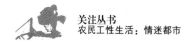

现实。

有个外地的男孩非常喜欢她，每天上下班都跟她在一起。过生日还买生日蛋糕，这些，在女孩的生命历程里都是没有的。男孩亲吻她，她下不了决心拒绝。男孩那晚没有走，迷乱疯狂过后，女孩彻底转变了观念。她回到村里，提出离婚。男方家其实早都料到了结局。他们觉得这就是命，天注定的。

"啥都是命"——这是我在乡下采访期间听到最多的一句话。这次回乡，我没有拿到第一手的关于农民工性生活的资料。那些我想要的部分恰恰都是父亲和乡亲们讲不明白或者不愿意讲的部分。可是，我感觉收获又是很大的。我在他们的原乡找到了他们生存的根，洞悉了他们的生命状态。

出现幻觉疯掉的老婶，是留守女人的苦。可是老叔呢？他该怎样压抑和解脱自己的性欲？我们谴责梁桂这样的人，为胡长友的遭遇深表同情，但是我们可曾想到胡长友媳妇的心理和生理需求？丈夫不在家，她长期压抑的性也需要释放，她孤单的心也需要有人陪伴。张曙光的死，是什么原因造成的？他过早洞悉性的秘密，却在成年以后对性满不在意。是谁透支了他的"性福"？他的死难道仅仅是因为病吗？像高明武一样的男人，为了亲人的温存他们选择了往返几十里地的路程回家，因为回家才遭遇不测，要是不回家呢？他是否就能够逃过一劫？我们乡村的那些女人，她们改嫁得如此之快，难道性真的能够忘记悲伤，从失去亲人的悲痛中缓过来吗？……

大哥和大嫂在外地的公安局继续打工做饭，我怀着忐忑的心情把写他们的文字发了过去,这是我的文字第一次面对现实生活中的人物。我怕哪句话伤害了大哥,过一会儿,大哥留言给我,说他把文字读给了大嫂听,大嫂感动了。都说我写得好,写得真实。他们愿意成为我文章中的主人公。

告别家乡的那个夜晚,我跟父母住在一起。他们有一搭没一搭地讲述村子里发生的故事,我就安静地听着,不去引导,不去求证。很久不回家,父母见我也亲,想起哪儿说哪儿。其实,不管去沈阳,还是去北京,每次从我老家出发,都是要路过上店的。我从那片树叶的顶部——就是那条高速公路上一掠而过。我在想,我走的脚下这片土地,是不是掉了叶齿的那部分?

看父母熟睡,我披衣而起。轻轻推开房门,融进那柔和的夜色中。月是故乡明,人是家乡亲。这块生养我的土地,还依稀留有我的气息和足迹。或许再过几十年,重回村庄,陌生的面孔会更多。他们会以怎样的眼光和心态看我?真的会把我当作一个异乡人吗?反正现在,我走在家乡的土地上,内心是温暖的、踏实的。大地以她博大的胸襟接纳我。我感受到了她怦怦的心跳,我能为她做点儿什么呢?

聆听她子孙儿女的故事,把他们记录下来,是我的责任。

马上要去六弟打工的地方采访他和他的工友,很多年前,我也在工地挣扎过。如今,那里有很多我的老乡在打拼,追逐着属于他们的梦。

而我的梦,也曾经在那些城市的工地发芽……

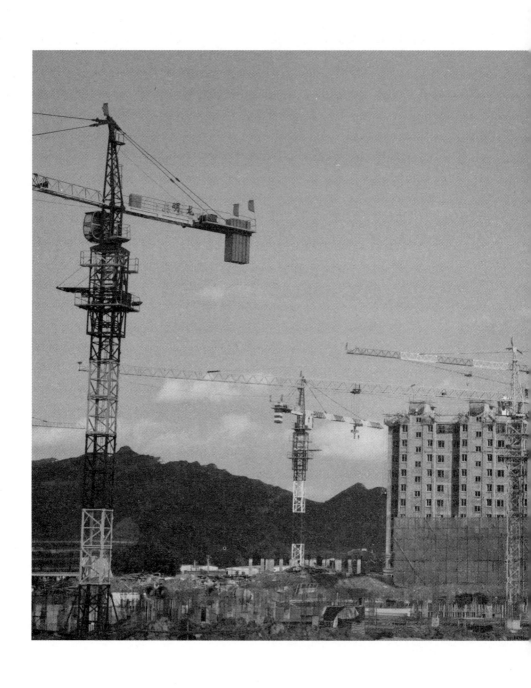

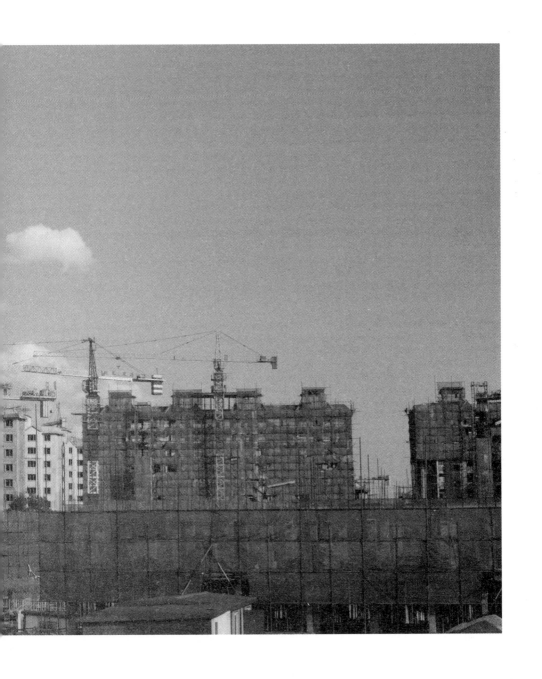

第二章　我的故事

不堪回首的往事

一身疲惫的冬衣裹着南腔北调

充满血丝的眼睛带着拘谨

你和这个城市多么不同

你和自己的内心多么不同

蛇皮袋子装着渴望和

生活沉甸甸的责任

汇聚,分散;分散,汇聚

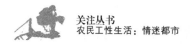

你多像城外的那条河

丰盈了又干涸

干涸了又丰盈

是的,和那群大雁一样

选择迁徙不是你的错

赶上一阵雨不是你的错

湿了羽毛无力地飞翔不是你的错

——李月红《致民工》

盘锦市位于辽宁省西南部,辽河三角洲中心地带,东北邻鞍山市,东南隔大辽河与营口市相望,西北邻锦州市,南临渤海辽东湾,是辽东湾区域的重要城市。盘锦是一座因油而兴、以米著称的生态新城,全国第三大油田辽河油田就位于盘锦,而盘锦大米闻名全国,是国宴用米、奥运用米。盘锦还是中国北方最大的河蟹产地,这里稻香蟹肥,被中国渔业协会河蟹分会授予“中国河蟹第一市”称号。盘锦资源丰富,环境优美,是候鸟的天堂,被誉为“丹顶鹤的故乡”“黑嘴鸥之都”“湿地之都”“石油之城”“北国江南”。

因为是生态新城,建设的规模很大,开发的速度也很快。我们村的农民工,一大部分去了那里打工。每年的正月刚出,农民工就陆陆续续地拥入了这座城市。

1998年,我和妻子一起来到这座城市的建筑工地打工。建筑队老板跟妻子是家族亲戚,这样我们就能够得到一些特殊照顾。起初的时候,我在建筑队做力工,妻子给我们这些建筑工人做饭。

有一天晚上,妻子红着脸跟我说,建筑队里的人太粗俗了。因为要过中秋节,一部分农民工要统一租车回家去。头天晚上他们在伙房外面水池子里刷饭盒,隔着墙妻子听到了他们的对话。而对话的双方都是我们一个村子的,都是我们的长辈。一个对一个说:"小子,你算熬出来了,明天晚上就能够屁股朝上了。"另一个说:"憋半年了。老叔,你要是想我婶子,你赶紧找棵葱,把你那东西弄葱叶里,我明天回去给我婶子捎回去。"

这样的对话叫我和妻子都很尴尬。叔侄的辈分都不顾了,说着极其荤色的话。性,在这个时候真的是一件没有了尊严和底线的事情。

工地管事的是我们同村的一个长辈,从我妻子家族来论,还是我的亲戚。他那个时候公开找小姐,有时候就在刚建到一半的楼房里叫工人搭设床铺,在外面跟小姐喝酒以后,领着小姐回工地过夜。

有一次工地去外边拉料,他带着我们几个装卸工,那段时间,路边饭店里有公开的小姐揽客。很多浓妆艳抹的女人就在路边拦车。我们的车被拦下了,他带着我们四个民工进到饭店里面。老板娘知道我们是来干什么的,闻到了他身上的酒气,就给沏茶,问是不是要那个。

他瞅我们几个,尤其是针对我,他说:"不准你回去谁都说,听见没,嘴严点儿!"我连说肯定不说,他就凑钱,本来想请客叫我们每个人都找小姐,可是他只剩下 100 块钱了,就说:"这次我打炮,以后请你们打。"

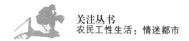

通过讲价,70 块钱讲妥,他带着一个女孩进房间。我们四个民工不敢走,在外面每人端着一杯茶等着他。我心里怦怦直跳,就怕警察突然从天而降。抓人的话我也跑不了,可是我不能走,那样本来就不好干的工作就更加受他们排挤。因为我业余爱好写作,一些人早就看不惯,觉得我装,所以处处为难我。他带我来这种地方找小姐,其实也是想拉我下水,使得我回村不敢说他在外面胡作非为的事情。

那一幕我一辈子都不能忘掉:他在隔着一道门的屋子里跟小姐在一起鬼混,我们在门外等他,看到他一脸大汗地出来。那小姐还撒娇,冲我们说:"完蛋玩意儿,连来带去这才半个小时,我还没过瘾呢。"民工们哈哈笑着,我心底陡然而生一种悲凉。这是我最近距离地看到小姐,看到嫖客。他是我的亲戚,是我尊敬的长辈,可是什么叫他忘记了羞耻和尊严呢?是万恶的性,还有浮躁的物质崇拜,使他们忘乎所以,忘记了伦理纲常。

我心里更加凄凉的是在想自己的未来,这些不是我想要的生活。热爱写作,却流落在异乡打工,我不得不屈服生活的压力,不得不跟着他们强装笑脸。汽车开走,我们四个民工在车上,大家都被他花钱嫖娼的行为鼓舞,大声唱着。他找小姐有个特点,就是问小姐是哪儿的。农村的他连边都不沾,只要说是城市的,他就花钱做,像有种仇恨要发泄一样。他说在给我们农村人争气,睡了城市的女人,是咱农村人的光荣。

车上四个民工最大的 60 岁了,我们管他叫老韩。老韩那天格外亢奋,司机开车也故意挑逗路边的女人。在一处僻静的地方,司机看到路边一个骑自行车的女人，长得很漂亮，就停下车。包工头朝车上喊："老韩，看你的了。"

老韩把着车厢，招呼骑自行车的女人。那女人听见喊，停下来，看到老韩的岁数大，放松了警惕。老韩说："大妹子，你近点儿来，问你个事。"女人靠近，老韩突然说："大妹子，打炮来吧?"女人吓傻了，车子倒在地上。他们哄笑起来，司机把汽车开走。我好久都回不过神来，那个女人眼睛里的诧异、惊恐、羞愧、恼怒、愤恨，我一直忘不掉……一闭眼就是那个女人扭曲愤怒的脸在撕扯我的尊严，在唾弃我们的行为……

晚上回到工地，我跟妻子住在小伙房间隔的一间屋子里。看我打蔫，她意识到我肯定心里有事。追问之下，我把事情的经过复述一遍。然后，我俩都哭了……

妻子在建筑队打工几个月，就回去照顾年幼的儿子了。儿子太小，姥爷和姥姥照顾不过来，他在外面玩耍，摔倒在玻璃上，左侧膝盖被划破了口子。到医院缝了七八针，留下一只蝎子的图案伤疤。我跟妻子商量了一下，大家都是这样过来的，大人的事情可以克服，孩子却需要精心的照料。这样，我送走了妻子，开始一个人留在这里打工。

我跟这些农民工一样，每年的正月十六，鞭炮声渐渐稀疏的时候，扛着行李卷走出村庄。每年只能开三次工资，农民工一般都是"三节"开工资:端午节、中秋节、春节。为了省钱省路费，我几乎跟所有同去的农民工一样，前两个节日很少回去，只往回捎钱。只有快过年的时候，腊月小年到了，才背着行李卷回到村庄。这样的生活，我持续了六

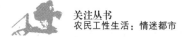

年。也就是说，我这个所谓的"文化人"作家，在 30 岁上下的时候，曾经像所有农民工一样，在"性饥渴"的状态下煎熬了六年。

最开始的时候，我也很难适应这种生活。首先是农民工内部关系处理上，很多人对我很敌视。因为我不赌博，不怎么喝酒，他们玩的时候，我看书、写东西。话里话外他们就嘲讽我。后来，我想明白了：必须要跟他们一样，因为我本身就是农民工，任何一点儿的清高都会引起他们的反感，我必须学会适应这个群体。虽然我的内心强烈地保持着自己的个性和底线，但现实告诉我，你要是脱离这个群体，真的就无法生存。不能叫他们合伙挤对我。开始我不适应他们讲女人，讲黄色笑话，后来我融入以后，他们基本都讲不过我。我不赌博，但是学会了喝酒、划拳。其实他们就是好喝，划拳需要智力，我不缺这个，取胜还是有把握的。

这里有世界最大的芦苇沼泽湿地，孕育着丰富的野生动植物资源。120 万亩的苇田，郁郁葱葱，浩瀚无穷。河流蜿蜒，蒹葭苍苍，芦花飘荡。然而这人间的美景，却怎么也不能勾起我的兴致。因为身处那样的环境之下，自己的理想不能实现，心情一直很压抑。

融入他们的生活以后，我发现喝酒划拳的好处，劳累了一天，喝点儿酒，浑身都麻酥酥的，疲劳得到了缓解。大声唱歌骂人划拳，排解掉一些不快，晚上的觉睡得特别香甜。我们最多的时候，是 80 多人睡一个工棚。工人多的时候还是睡不下，没有办法，就一颠一倒睡觉。睡得好，才会不想女人，不想家。实在想，就讲女人。80 人的通铺，不能解决性的压抑，只能靠这些了。

第二章／我的故事

偷窥——小木匠的性启蒙

性和美是一回事,就像火焰和火一样。如果你憎恨性,你就是憎恨美。性和美是不可分割的,就像生命和意识一样。那随性和美而来,从性和美中升华的智慧就是直觉。我们文明的最大灾难就是对性的病态的憎恨。

——英国文学家、诗人劳伦斯

楼房建得不紧不慢,不是施工的速度跟不上,主要是附近住宅楼里的居民总是出事端,先是有人站出来指责新建的楼房离住宅楼的距离太近,侵犯了他们的采光权,也不符合某些标准。于是,两边发生了冲突。居民开始告状,开始坐在建筑工地上阻挡施工。后来协调好了,建筑队抓紧时间抢进度,晚上振动棒的噪音又引来了很多居民的反对。人家说了,家里有要考大学的孩子,这样下去可不行,会耽误了孩子的前程。有个学生家长,据说孩子要到新西兰去上学,正在家里恶补英语呢。他亲自到市长办公室外面高呼口号,这样影响就大了,就有相关单位天天晚上开着车来管理。

这样,民工们的时间充裕了,晚上的生活就丰富了许多。

一长溜工棚住着百八十的工人,土建、水暖、木工等等,什么工种都有。清一色的男子汉,最愿意谈论的话题是女人。城市里看不出季节,民工们都盯着城市女人的大腿看,大腿的暴露程度可以当作季节更替的晴雨表,还可以产生某些美好的幻想。靠着这些幻想,打工的

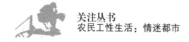

日子也显得有滋有味起来。

先是讲女人的笑话。都是过来人讲,把还没完全理解女人内涵的小伙子讲得热血沸腾跃跃欲试。小木匠的兴致最高。据说,小木匠的老爹已经物色到了未来的儿媳妇,现在的差头是女方家想找个有手艺的女婿,小木匠学木工手艺就格外认真起来。

老憨是木工的工头,几句话就把小木匠的底套了出来。小木匠回了一次家,相亲去了。老爹物色的姑娘长得水灵,大眼睛麻花辫子,小木匠当时就看傻了。老憨吃饭的时候喝酒,逼着小木匠陪着喝。喝酒的时候启发小木匠说说与姑娘的进展情况。小木匠脸憋得通红,终于交代说拉了手了,姑娘的手热乎着呢。老憨就笑,说,你小子不知道,女人还有更热乎的地方呢!你呀,笨死!小木匠说,我们刚订婚,不能干别的。老憨说,谁说不能干别的?我老婆跟我还没订婚呢,我们就在月亮底下,在我们村场院的黄豆垛里把她扒个溜光,半宿都没睡觉,折腾得满地是黄豆粒子,生产队长第二天上工还奇怪呢,说见了鬼了,一宿的工夫谁加班把黄豆打了?调查一下,树立一个典型。小木匠说,你们干吗了?压磙子了?老憨把笑声放肆地扬了满工棚,说,你真是傻透腔了你!压什么磙子啊?连这你都不懂,你还想说媳妇!

工棚里的笑声就炸了,几十人都在笑小木匠。

小木匠还有脸红的毛病。小木匠红着脸说,那生产队长表扬你了吗?老憨说,没有,骂了我一顿。小木匠说,为什么?老憨喝光最后一口酒,说,生产队长是我老婆他爹,本来是想把姑娘嫁给我们乡长儿子的,提前叫我在黄豆垛里把生米做成熟饭了,不骂我才怪呢。

小木匠晚上就睡不着觉了,老想黄豆垛里的事。想着想着,就忍不住扒拉打呼噜说梦话的老憨。老憨睁眼,说,别逗,睡吧。小木匠说,你撒谎,黄豆垛里多硌人啊,我在黄豆垛里藏过猫猫,不可能。老憨说,信不信由你,反正我是在黄豆垛里认识女人的,一股急劲催着,啥硌人不硌人的,把灯关了,睡觉,明天还要干活呢。

小木匠答应着下地,内裤撅起来老高。老憨趁小木匠不注意,猛地把内裤扯下来了。工棚里再次响起了一片哄笑。小木匠狼狈地提上裤子,骂着拉灭了门口的灯。

小木匠说,老憨你个死鬼,黄豆荚咋没把你老婆的屁股硌烂啊。老憨在黑暗中笑,说,赶紧着了解女人,别结婚的时候不会用,到时候你媳妇跟你打八刀还得请我们去帮忙。

小木匠一晚上做了很多梦,每个梦里都有姑娘款款走来,还有……还有就是不能讲出来的梦,叫小木匠脸红的梦,觉得对不起人家一个纯洁女孩的梦。

外面飘雨了,雨点打在工棚顶上,淅淅沥沥响。小木匠想,下雨不用去上班,是该了解女人的时候了。

工地外面临时搭建起很多活动板房,干什么的都有。小吃的,理发的,还有放录像的。放录像的生意最好,一大间房子里摆着长条椅,一台彩电加上几张盗版光碟,就可以循环放映挣民工的钱。民工们没有别的娱乐,都爱看录像。两块钱看四个片,算起来也合适。也可以花五块钱看黄色的片,不过这得等到晚上 12 点以后才能实现,其他的时间不行,被派出所逮住要罚钱的。

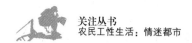

白天，放录像的老板就来工棚里做宣传。老板是个老头，进门就说，后半夜12点有好片，老打老干的。小木匠在被窝里眯着，就把这事记住了。小木匠的钱一般都藏在裤头的兜里，小木匠摸出五块钱来，掂量了很久还是决定把它消费掉。

小木匠为了顺理成章不被老憨他们笑话，吃完晚饭就先去看录像了，这样就比开始自己预算的费用多了两块钱。开始的片子都是武打的，叮叮当当地干，小木匠昏昏欲睡。直到12点了，老板说到点了，关门了。小木匠才坐直了身子，老板说再看交五块钱。小木匠把手伸进兜里，摸出了那温热的五块钱来。小木匠没敢回头，他怕被熟人认出来。小木匠坐的是第一排长条椅，他只感觉后面的人没走多少。老板没有开灯，把门插了起来。老板说，都把钱交了，开始放了。

果然开始放黄色片子了，一个女的出来，在房间里扭，一件一件往下脱衣服。小木匠的心提到嗓子眼了，能听到自己的心跳。小木匠想，按这个速度不出三分钟，他就可以彻底了解女人了。突然碟子就卡住了，后面一片骂声，都在喊怎么回事。老板跑过来，没有开灯，拿着手电看一会儿，重新放。那个女的继续出来扭，一件一件往下脱衣服。就快脱到关键的时候，又卡住了。

小木匠想，自己结婚了也叫她这么扭。老板拿着手电在继续鼓捣，并且劝导大家不要着急，这回前半截咱快进不看了。大家都很兴奋，就在这个时候，门被人踹开了。有人在门口喊："把灯打开，我们是派出所的。"

屋里一片大乱。

小木匠一惊,在短暂的几十秒钟里,小木匠想到了如下的内容:一、罚款三千,自己是徒工,一年才挣四千多块钱,被罚掉了三千,回去跟爹怎么交代?二、看黄色录像的事传到家里怎么办?中意的姑娘会怎么看?……完了,一切都完了,小木匠脸色煞白,汗下来了,"哧溜"一声瘫到椅子底下去了……

民警找不到灯的开关,打着手电喊话:"都别动,老实点儿!后面的往前去,挨个登记。"

小木匠绝望地躺在地上,忽然看见长条椅底下很宽敞,自己的身子能容得下。小木匠惊喜,"吱溜"一下子就钻了进去。小木匠在椅子底下扒拉着民工的腿前进,小木匠扒开两条腿就在心里默念一次:求求你!叫我过去吧。

就这样,小木匠成功地爬到了最后一张椅子底下,刚要扒拉这两条腿,发现这人脚上穿的是皮鞋,是民警!小木匠的心在嗓子眼里蹦,就这样挺着,等着机会。民警在记人名,询问是哪个工地的。前面发生了骚动,老板在毁灭罪证,试图把碟片砸碎,两个民警在给他戴手铐子。小木匠感觉头顶上的脚动了一下,抓住机会,猛地起身,蹿出了房间,后面的情况都不知道了,小木匠向前狂奔,像飞翔的雄鹰,像跑道上的刘翔,向着自己的工棚飞去。

老憨起来撒尿,发现小木匠不在身边,正纳闷着,突然看见小木匠冲了进来。老憨吓一跳,说,你上哪儿去了才回来?小木匠惨白着脸说,差点儿叫警察逮住,幸亏我跑得快。老憨看了看小木匠,愣了,说,你衣服咋红了?小木匠用手一摸,才发现白衬衫被鲜血染红了。小木

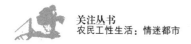
匠说,哪儿来的血? 谁把血蹭我身上了? 老憨说,你自己的血,看这后背刮了条口子呢。

小木匠这才想起来,自己从椅子底下起身跑时,椅子上有东西划了一下后背,那肯定是一根钉子……

这事后来就成了笑料。小木匠吸取了教训,再也不敢去看什么录像,了解什么女人了。小木匠想,还是老实干活学手艺吧。不过,一到晚上小木匠还是做那些梦,很多内容都是不能跟别人讲的。小木匠悲哀地想,自己是过不了这一关了。

小木匠那些日子很少说话,每次加班都去。木工加班,怕检查的发现,晚上也不能开灯,在楼里悄悄拆模板。小木匠想多干活,多学手艺。这天晚上,小木匠又去加班,正干着活,忽然发现对过的住宅楼里很多家都亮着灯,还有电视在放,有人在走动。小木匠就伏在窗口看灯火,想象着自己将来也要盖房子。对过四楼的一间房间突然亮灯了,小木匠看到客厅里多了一个女人。女人在脱衣服,不一会儿进来一个男的……小木匠一阵头晕,出现了短暂的记忆模糊,从四十米开外初步了解了女人……

小木匠飞快地下楼,进工棚,气喘吁吁。老憨问,怎么了,又去看录像,没抓住? 小木匠说,不是,我在楼上看到了。老憨说,看啥了? 小木匠说,一个女的,没穿衣服,那……那样。尽管小木匠由于激动表达太过凝练,老憨他们还是听明白了。老憨的眼睛放光,说,真的? 小木匠说真的,还有一男的。

老憨说,几楼? 小木匠激动地说,四楼。

老憨招呼,还等啥,赶紧走啊!

小木匠坐在铺上喘气,工棚里空荡荡的,百八十的民工都上楼了。

小木匠想,还是这样好,能免费看着女人,还不用提心吊胆。

半个小时后,有人陆续回来了。小木匠想询问,可都不说话。老憨是最后回来的,也不说话。小木匠说,老憨我没逗你吧? 老憨瞪一眼小木匠说,小年轻的,不老实。老憨钻进被窝睡了。没有人理睬小木匠,小木匠感觉委屈,自己通知大家去看热闹,应该得到夸奖和感谢的。

后来才知道,民工们上去以后,根本没看到任何有价值的内容。大家觉得被小木匠给耍了。大家觉得应该集体惩治一下小木匠。

夏天天热,工地常来卖冰棍的。民工们吃雪糕吃冰棍,不单独买,要吃"糊",意思是大家一起吃,吃完了由卖冰棍的从其中指出两个,这两个人被"糊"住,要把所有的钱付了。被"糊"的民工不耍赖,认倒霉,然后期待下一次吃"糊"的到来。这样,卖冰棍的绝不会重复"糊"一个人的。

老憨和大家吃"糊",没有带小木匠。小木匠下来也想吃,有人说,小木匠,我们都吃上了,不带你了,愿意吃,你自己买。小木匠拿着根冰棍说,我认"糊"还不行吗? 卖冰棍的说,你是小木匠吧,他们都说好了,不带你。

小木匠拿着冰棍愣了半天,冰棍在手里化了。小木匠把钱掏给卖冰棍的,说,瞧不起谁啊你们? 所有的钱我掏了,就"糊"我。小木匠蹲在地上哭起来……

小木匠很失落,没有人要他的钱,没有人跟他一起吃"糊"。小木

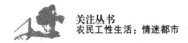
匠想,不就是想看那家女人和男人吗? 不就是以为我撒谎骗大家吗?
我非得证明给你们看,我小木匠没撒谎!

从此,小木匠就每天晚上去楼上蹲守,看那家客厅,渴望激情再次
上演。

时间过得很快,转眼工程就要结束了。小木匠很着急,因为大家
还是对小木匠不冷不热。以前开自己的玩笑有些受不了,现在被冷落
了,小木匠感觉更难受。小木匠一直坚持去楼上蹲守,可是一直没有
看到应该出现的画面。

老憨躺在被窝里说,再有三四天,活就结束了。小木匠睡不着,起
来,上楼去偷窥。

小木匠无意扫了一眼对过的四楼,眼睛被强烈地刺激了一下:那
对男女又开始重复几个月前的事业了。小木匠心想,狗娘的,我都等
了好多天了,狗娘的,害得我吃不成"糊",这回看你们往哪儿跑。

小木匠调整了一下位置,这次看得更清晰。小木匠想不能看了,
得赶紧通知老憨他们,得让他们看到最精彩的片段。想到这儿,小木
匠找楼梯,迈腿跑。跑得太急了些,小木匠忘了施工洞的高度了,"咣
当"一下子就撞到了墙上……

小木匠慢慢苏醒过来,眼前金星乱冒,他只有一个念头,尽快通知
老憨他们。

民工们都脱了衣服,门被"咣当"推倒。简易门是往外拉的,却被
小木匠从外面硬给推塌了。全体民工一愣,只见灯光下,小木匠摇摇
晃晃,满头鲜血……小木匠用手指着外面说,赶紧去看啊,我没撒谎。

72

说完,小木匠的身躯轰然倒地。

这段记叙是我真实的打工经历,小木匠那年 17 岁。在这两次事件中的受伤,使得他快速长大成熟了。现在他跟那个老家的姑娘结了婚,生了一个大胖小子,他在老家那座县城的工地干活,媳妇跟他在一起,给他打下手。想起他的青春故事,有时候不禁哑然失笑,不过,这都是我们所必需的成长经历。

偷窥是一种心理疾病,从视觉上能够满足一下猎奇的欲望,内心却是深深的失落感和罪恶感。当性压抑无法排解,偷窥就不可避免地发生。我们现在时常能够从媒体上看到一些关于偷窥狂的报道,他们偷拍女性裙底风光,偷窥女性上厕所。这些偷窥狂首先是病人,是病态心理。而农民工不是,他们是正常人。正常人还要去偷窥,说明性压抑是可以把一个正常人引向不正常的。这种压抑长期得不到合理疏导,健康的心态会逐步走向扭曲、堕落的深渊。外表看似无伤大雅,其实隐疾在悄悄发生。

"暂住证"一词 1984 年在深圳首创,是深圳移民文化的一个标志性符号,它让初到深圳的外来人口拥有了暂时居住的权利和一个身份,这个词语本身蕴涵着生活的不安定性。中国"打工博物馆"的第一件展品就是暂住证。后来暂住证制度在中国流传开来,暂住证是特定时期的人口管理方式,目前中国不少地区已取消暂住证,由居住证代替。目前仍推行暂住证制度的有北京、上海(临时居住证)等城市。

居住证制度相对于暂住证呈现出新的管理理念,一是淡化户籍观念,居住证强化"居民"意识,而暂住证强调"外来"概念;二是承载的

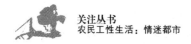
信息量大,居住证承载的信息分为两个层面,卡面上有姓名、性别等可视信息,卡内芯片上有机读信息,包括从业状况、社会保险、婚姻状况、计划生育、诚信和违法行为记录等,而暂住证只记录基本信息;三是给予市民待遇,居住证持有者将享受诸多市民待遇,办理以自愿为主,而暂住证没有优惠待遇,在一定程度上存在人格歧视,办证属于强制性。

我打工的六年时间里,是需要办理暂住证的。"暂住"二字就是暂时居住的意思,其实是明显带有排外色彩和歧视态度的。

黄色录像——苦涩中的美好

关于看黄色录像,那时候特别惊险。警察抓得狠,每次罚款三千。而我们普通的力工,一年才挣到四千。我们吃住在工地,有暂住证,要交钱。暂住证后来取消了,但是工地老板对我们的压榨又到了极致。为了赚我们农民工的钱,老板平时不给我们开工资,要花钱就自己印制钱票,我们农民工称之为"鬼钱"。这种他们自己印制的钱票在工地内部消费,他们赚钱的办法变本加厉。有时候农民工拉肚子,他们竟然也不叫去外面的医院看病,不准到外面的药房买药。因为他们自己卖药,要啥有啥。

有些智商不高,平时就是村子里半傻不傻那种人,一年到头活不少干,累不少受,过年一算工资,有时候不但剩不下,还要倒找给老板。因为这些农民工花的钱票感觉不是真钱一样,使劲花,结果透支了工资。其实,这跟那些办伙房开商店的老板亲戚有关,想办法刺激或者诱导消费,没有心眼的农民工就上当。

第二章 / 我的故事

我做农民工的那些年，性其实是排解不掉的压力。没有办法，只能喝酒、划拳，但是总有安静下来的时候，不用说成年人是需要性的。80多人的房间，手淫也不方便。再没有廉耻，也不能在这样的环境里面做那种事。在外面看黄色录像不安全，有时候下雨没事做，也有到当地人家里去看的。

我在工地从力工干起，做过饭，打过更，当过保管员和材料员。生活相对好些，劳动强度也没有那样大了。因为是保管员，有时候半夜要收建筑材料，要开库房给工人拿工具什么的。所以我自己搬到了库房住，临时在库房搭建一个床铺，有了相对来说独立的空间。

当地有个养四轮拖拉机的张洪，他人特别好，跟我们几个人关系不错。我们钢筋组的组长非常有意思，他是常年要带媳妇在工地的。他说："我是遭不起没有女人的罪。"他和媳妇的感情很好，但是有人找他出去胡作非为，他却从来不拒绝。按说，他是没有性饥渴的，但是他是性活动的积极参与者。比如去看黄色录像，就是他张罗的。

找个雨天，工地停工休息，几个好友一起去张洪家。那时候都没有手机，张洪有个传呼机，给他打了，很快就往那个公用电话的座机上回了。约好了他在哪儿接我们。顶着雨看到他在小巷口等我们，见面就迫不及待地问我们："租啥好片了？"

黄碟是钢筋组组长老何租的。就在我们工地不远的小区里有个商店，开商店的是一个端庄文雅的女人，不知道老何是怎么从她那儿租来的光盘。我不止一次去她商店买东西，丝毫看不出她还做这样的生意。去的次数多了，她认识了我，看出我在工地是管事的，跟我说过

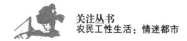

老何的事情。我知道她是在试探黄色光碟的事情，假装不知道这事避开。

到了张洪家，我们都挺不好意思。因为张洪的媳妇在家，她人非常热情，给我们倒水拿烟。张洪开四轮子有时候给我们建筑队拉料，因为我是保管员，打交道的时候多，他媳妇也认识我。见他媳妇在家，我有点儿脸发烧。张洪看出来了我们的尴尬，给媳妇使眼色。媳妇就说："你们在家聊，我出去有点儿事。中午都在家吃饭吧。"

张洪媳妇是出去躲着我们的，她是知道我们来看黄色录像的。张洪家有 VCD 机，在他家看黄色录像主要是不用担心被警察抓。看那东西其实不能解决任何问题，相反越看越沉迷，有时候精神不振，特别不舒服。那天我们看完，走在小巷口的时候，我发现张洪媳妇一个人在小巷口站着，她在等着我们结束。天还在下着淅淅沥沥的雨，我在心里想，性到底是美好的还是罪恶的呢？我心里突然涌动起一股辛酸滑稽的感觉，那感觉总是叫我很多年挥之不去。几个男人热血偾张地看那种画面，每个人的心都提着，身体处于极度的性渴望状态，而在外面的细雨中，却有一个理解他们的女人在默默守候……

那是我最后一次看黄色录像，以后再没有去过张洪家。张洪很纳闷，以为我挑眼了，或者是媳妇哪儿做得不对，还叫媳妇喊我去家里玩，我推辞说工地事多。见她媳妇眼睛里失望的眼神，我说："嫂子，你别多想，我跟大哥感情好着呢！"

我喜欢收集关于农民工的诗歌，我不计较诗人的名气大小，我只是愿意体味他们用诗性的语言来描摹我曾经粗粝简单的生活。就像下面这首《民工》,带给我真心的感动。

进城之后你就如一棵飘浮的草

不管有没有风和雨

你都在摇

踩在建筑工地的脚手架上

再高你也在底层

那些看见的看不见的汗水或者泪水

都是你的日子

在城里任何一个地方

你的目光和口袋永远充满着胆怯

尊严和自信在坚硬的水泥路上

不再发芽

甚至你的声音

都退到稻田里

梦里吐着带有土腥味的方言

这个世界可能不需要诗歌

但绝不能没有建筑和大米

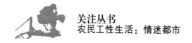
你在两者之间

倾心奉献过

你的青春少壮之后

有没有想过

你那时是不是真的如一芥草

独倚在城市或乡村的一角

——冯璇《民工》

工地上的女人

10 年前,我在建筑工地打工的时候,女人是很少出现在工地的。春草是不多的工地上的女人,关于她和四奎的故事,都是钢筋组老何讲给我听的。

日本小说家石川达三说:"自从亚当和夏娃被逐出乐园以来,人的性是一切烦恼的根源。"

在春日一个阳光明媚的午后,春草跟随小叔子四奎一起走进了建筑工地。春草穿一件大红上衣,在明媚的阳光里显得很刺眼。忙碌着的民工们都不约而同地直起了腰,眼睛肆意地瞄向了那团火红。四奎的吆喝声适时响起,都瞅啥? 没见过咋的? 没见过请家里去,七个盘子八个碗当奶奶给伺候起来!

民工们哄笑,这个死四奎,经常领风骚的女人回来,害得民工们一次又一次地跟着眼热。别看满大街的女人花枝招展,如何如何尊贵,碰她一下也会像踩到地雷似的大惊小怪。可到了晚上,四奎会很容易就睡上她们。要说钱这玩意儿真是好东西,有钱就能把身条惹人冒火的女人,弄床上去随便摆布。

不过,也有四奎丢丑的时候。去年,四奎在工地不远处的小饭店里,弄一个城里贼水灵的妹子,说是下岗女工,没办法才干了这个。把个四奎累的,隔着两层苯板都能听见四奎哎哟乱叫唤。派出所来人把俩人给逮住了,一审问才知道,敢情那水灵妹子是冒牌货,家就离四奎家不远,干这个是为了给老爹挣钱治病。事后四奎挺不好意思,连说你看这扯不扯,这可真是老乡睡老乡,两眼泪汪汪啊。

四奎以后再也没动过那水灵妹子,还给了她不少钱,都是"嘎嘎"响的大票子,有好几沓子。那水灵妹子给老爹治好病回来一趟,赖在四奎的屋里。四奎让她赶紧回去,好好找家人家过日子。那妹子出来后,民工得胜拿300块钱,跟她商量也想合作一把。结果,水灵妹子给了倒霉的得胜三个嘴巴子,打得响动大,把大家伙儿都惊动了。得胜的嘴巴不大一会儿就肿起多高,响声也被四奎听见了,气得四奎把得胜的铺盖卷扔到工地外面的臭水泡子里面去了。还骂,你是牲畜! 得胜一边在臭水泡子里摸铺盖卷,一边犟嘴,你不是牲畜你是啥? 看我不回家告诉我姐!

四奎后来赔了得胜一套新行李。那套行李是三个民工费了九牛二虎的劲才从臭水泡子里拽上来的。行李质量不咋好,倒是挺能吸水,晾了三天也没能把水晾干。四奎就派人去给得胜买新行李,又给得胜多记了三个班。得胜还不依不饶,要求调动工作。四奎没有办法,只好将得胜调去开搅拌机了——开搅拌机活计轻闲,挣的还是技

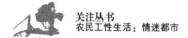
工钱。得胜这才服了软，说，大姐夫，以后你得意睡谁就睡谁，我绝对不跟我姐说。四奎在外面玩女人，连他亲小舅子都不管，四奎的老婆就只能在家傻老婆守着空房等汉子了。不过，从这以后，四奎一定看准了，不是城里妹子绝对不沾惹。民工们在一起合计，不知道四奎这样做是咋回事。最后还是最有文化的锁柱查字典得出结论，四奎这样做是在"变态"。

春草来的头一天晚上，得胜就守在工棚外面，见有想进屋的民工就喊，别进去，我姐夫正"变态"呢，出了事，你负责？得胜没料想四奎会出来，四奎从后面"当"地给了得胜一脚，骂道，瞎咧咧啥？我告诉你啊，春草是我嫂子，都给我注意点儿。尤其是解手，谁再出了门就掏家伙，随便乱拉拉，我把他老二给割下来切成片炒尖椒吃。

四奎的这番话是说给大家的。民工们都明白，看来，今天晚上是没戏看了。民工们嘟囔着"没劲"，纷纷进了自己的工棚。四奎去找木匠，在他住的大筒子屋里间隔出一块地方，又专门留了门口，这是给春草设置的单间。铺是通铺，虽然隔开了人影，但睡觉的时候两面翻身还是会感觉得到的。

听说，春草来工程队打工是跟丈夫大奎赌气。

这个大奎，不知道中了哪门子邪了。正月初五，从族里兄弟四奎家喝酒回来，就把一沓子钱扔到被窝里，用不容置疑的口气说，明天上医院。春草就愣住了，孩子大人身体好好的，干吗上医院？大奎说，我都联系好了，乡里管事的也打点好了，没事。春草说，你在说啥啊？大奎喷着酒气说，你装啥糊涂啊？给你做手术，把输卵管给我接上，我琢

80

磨好了，我得要儿子。要是大奎心平气和地跟春草商量，春草也不会生气了，说要孩子这么大的事，大奎跟几个叔伯兄弟一商量就自己决定了，那我春草是什么？当初，生了两个女孩，是大奎怕挨罚做的结扎手术，如今这是反悔，看人家四奎家有儿子脸上挂不住了，不知道从哪儿弄俩钱想要儿子了。春草说，大奎，你别喝两盅酒就抽风，想生儿子你去找别人生去，我不是你生儿子的工具。大奎怒了，说臭娘儿们，你不是工具你是啥？给你脸你还不要脸了！明天就给我上医院。

第二天，春草没有跟大奎上医院，大奎气急败坏打了春草。春草把大奎的所作所为报告了乡里的妇联和派出所。派出所来民警，大奎就瘫在那儿了，连说天上下雨地上流，两口子打仗不记仇，我们两口子是闹着玩，在被窝子里说急了，往后我注意还不行吗？民警教育了大奎，大奎吓得不轻，心想这娘儿们挺有章程啊。来硬的不行，大奎就来软的；软的哄不了，就来邪的。大奎这邪的厉害，他晚上不管不顾孩子到底醒没醒，坚持往春草的身上上，弄得春草疲惫不堪。春草躲着大奎，大奎就去派出所找所长，说我老婆不让我睡，你们有招吗？所长说，你这个人可怪了，自己的老婆都管不了，我们有什么办法？大奎说，我怕来硬的你们派出所又来带人，我见到警察心就突突。所长说我们带人也分啥事，两口子睡觉的事我们原则上不管。大奎说那就好，我这人精力旺盛，我想跟老婆多干几回你们没意见吧？所长就听傻了，说你干你的，只要她不来报案，我们绝对不干涉。春草后来从街上走，就有人低声"嗤嗤"笑，都议论春草和大奎被窝子里那点儿事。

眼瞅着就到春天了，被大奎搞得一团糟糕的春草跟大奎妥协，要

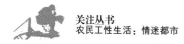
孩子的事先放放再说，只要你别再四处把被窝子里的事往外说了，咱明年就申请名额。大奎旗开得胜，连说我不等，再说申请名额人家也不会给，你赶快去医院得了，两个月就能怀孕了，明年八月节前后坐月子，不冷不热的天气正好不遭罪。春草气得没办法，大奎一条道跑到黑的毛病谁也改不了。春草就赌气把孩子交给了母亲照料，自己跟四奎出来打工了。

春草说是出去打工，其实是想躲躲大奎，让他一个人在家好好反思反思，这个死脑筋，只能让他自己开开窍了。四奎为这事去找过大奎，问嫂子跟他走行不行。大奎说，她愿意上哪儿上哪儿，有风她就使风，有雨她就使雨，我就不信了，没有她这臭鸡蛋，我还做不了那蛋糕了，没有她我还要不了儿子了。四奎笑了，说哥你消消气，我嫂子这人有文化，高中毕业生呢！不像我那傻娘儿们好糊弄，你得慢慢跟她商量。要不这样吧，我先带着她，时间长了，她就回心转意了。

春草既然来了，就不想在工地干待着。趁着四奎不忙，春草找他商量。四奎说，这样吧，伙房正缺人做饭，你先干着。要是怕烟熏火燎活磨叽，过几天大楼就该抹灰了，立上吊盘，你去开吊盘。春草感激四奎为她想得周到。小叔子四奎比春草小不了几岁，上学的时候，还做过几天初中同学。只不过那时候四奎是差等生，根本攀不上学习好的春草。四奎在初中二年级的时候，被学校开除了，原因是给女生写情书。那情书实在是太早熟，全是一些性描写。全班女生几乎都收到过这样的情书，只有春草少数几个女生没有收到。那天，四奎又偷偷写信，被春草发现了。春草把这件事报告了老师，于是，四奎被学校开除。有一回,春草在村子里迎面碰见了四奎,觉得挺不好意思。四奎说,没事,我正不想念了呢。我爹帮我退了几回学了,校长就是不答应,说我不上学的话,影响学校荣誉。春草问,那你以后怎么办?四奎笑了,说,怎么办?老天爷饿不死活家雀,我跟我爹出去挣钱了。春草不解地问,挣钱有啥用?老师说未来实现四个现代化需要的是知识。四奎笑着说,我才不管什么四个现代化八个现代化呢!有了钱,我就回来娶你做媳妇。春草一下子红了脸,骂,四奎,你下流。等四奎四年后回来,春草已经跟大奎有了第一个女儿。春草念到高三的时候,家里就没有钱供她念书了,父亲偏又得了重病。有给春草提亲的,是本村的大奎,人老实家底又不空,春草就嫁了。

春草在工地给100多个工人做饭,活计忙。忙起来更好,这样就可以忘掉丈夫大奎要她生儿子的要求了。四奎时不时就过来,主要是问问有没有民工捣乱的。春草这个时候,早已成了民工们心目中的偶像,民工们争着帮助她干活。他们干不了细致活计,都抢着帮春草从工地往回捡废木头做柴火。另一个做饭的老白头气得骂,你们这帮看人下菜碟的货!我一个人做饭的时候,你们连一块木头都不帮我拿。人家春草这才刚来半个月,木头可都堆成山了。有民工就气老白头,说,老白头,你别跟着眼热,谁让你那家伙长得不对了。春草听惯了民工们的荤笑话,只是抿嘴一笑。这帮民工,也够不容易的了,背井离乡一出来就是一年,都是有血有肉的人,都有七情六欲,过不了正常的夫妻生活,还不兴人家过过嘴瘾啊?

春草这些日子很少看到四奎了。白天,工地有给四奎管事的工长。四奎一直在外面陪人喝酒，问民工，四奎陪的都是啥人？民工就说是甲方的施工员，或是哪儿哪儿的领导。不过，春草知道四奎每晚都回来，有时候还领人回来。春草觉轻，有几晚上她被身下晃悠的板铺弄醒了。起先还以为是地震，后来感觉那板铺很有韵律地动。春草这才想起来，自己住的这间房，跟四奎住的那间板铺是连着的。那边有什么风吹，这边就会跟着草动。春草有一种预感，民工在外面对四奎的议论都是真的。春草就知趣地用被子蒙上了头。可不知道是怎么了，春草这么一想，那声音就使劲往她的耳朵里钻，想捂也捂不住。而且，那声音从这以后就死缠着春草，什么时候有了，春草肯定就什么时候准时醒了。春草有几次气得哭了，她不知道自己是为什么哭。她总的感觉是四奎在欺侮她，进而，她又恨开了大奎，如果不是大奎跟她赌气，自己就不会来这儿听该死的四奎弄出的那种声音了。总之，春草那些日子度日如年。狗娘养的四奎弄的声响越来越大，整个板铺都跟着晃悠，还不时夹杂着那种女人放浪的叫声。春草想回家了。

四奎不同意春草走。四奎问，咋的了？嫂子，哪儿不如意吗？春草的眼泪差点儿流出来。四奎，你真不是好东西。家里的老婆苦巴苦业地给你生孩子，操持家务，照顾老人，你在外面干的都是啥事啊？春草说，担心家里，怕你大哥一个人过不了。四奎就笑了，说，我当是啥事呢，我大哥挺好的，昨天还给我来电话了呢，叫你别惦念着家。春草问，昨天？你咋不告诉我？四奎说，我正在喝酒呢，走不开。晚上回来得晚，就没叫醒你。春草在心里骂，哪天晚上我睡好了。嘴上却说，我惦念着孩子，怕她姥姥照顾不好。四奎说，嫂子，就算你帮帮我还不行吗？自从你来咱工地，那伙房的饭菜好多了，工人们都不骂了。你这样一走，半起不落的，叫我上哪儿去找人顶你那个角啊？再说，工人们看不到嫂子，还不得跟我闹罢工啊？别看我一天到晚不着家，可工地有啥事我都知道，工人们现在拿你当张曼玉呢。春草就不好再说什么了。

要不是四奎色胆包天，跟那女人大声说话，春草也不会听不进去，横加干涉了。那天晚上，四奎喝得太多了，回来就忘了隔壁还住着嫂子春草，进屋就和女人弄起了那事。那女人也不会想到春草会在隔壁气得流了眼泪。一切恢复平静的时候，那女人提出让四奎离婚。四奎说，行，等冬天回家就跟我老婆离。那女人数落乡下女人的不是，四奎就随声附和，把自己的老婆好一顿臭派。春草听着听着就由忍气吞声化作了怒火万丈，她抬腿使劲一踹，就把那两层隔着的苯板踹倒了。那边的四奎和女人吓得"妈呀"一声。春草站起来骂，狗男女，都给我滚！那女人稳定下来，冲四奎喊，敢情你这屋里还养着一个。春草抄起笤帚疙瘩就由苯板上跳了过去，照准俩人一顿乱打。四奎和那女人都没穿衣服，狼狈地逃窜。那女人挨了几下，光着身子跑到了外边，吓得起夜的民工一愣怔，以为是见到了白花花的女鬼，大声叫起来，闹鬼了。

这回事情闹得可大了，民工们都议论。对春草的评价，那是伸张正义的举动。在四奎和春草中间，民工们的看法是都对。四奎睡城里女人，是给乡下的男人们出气。春草怒打那浪娘儿们，是给乡下的姐妹争光。民工们这样的分析和立场就有些滑稽了，最要紧的是春草和

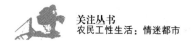
四奎是如何谈的。

四奎从来没有看出春草是这样的烈性子。就是当初春草举报四奎写下流情书的时候，也没有这么凶过。四奎非但没有恼怒春草的胡闹和不留情面，反而感觉到一层温暖的味道。乡下的老婆从来对自己都是百依百顺的。乍一有春草这样的打打闹闹，四奎觉得新鲜。四奎抱着被子想，男人其实也他妈的是贱骨头，总来顺从的也会觉着腻歪得慌。四奎还是主动跟春草说了话，四奎这才注意到，那两层苯板实在是挡不住什么的。让春草睡在里面，忍受了自己三个多月，也够难为她的了。四奎说，嫂子，要不，我在伙房旁边另给你盖间房？四奎那时候心里怕的是春草会坚决不在工地干下去了。四奎的这种怕，来得毫无道理。四奎根本不怕这事传回家去的后果，大不了就是一个离婚呗。四奎怕春草，怕这个不言不语、不愿意给男人生孩子的女人离开工地。在四奎的心里，春草是个特别的女人，他从心底是高看这个嫂子一眼的。春草经过一阵闹腾，平静多了。她说，不用，还这么睡，快半年了都挺过来了。这回，我看啊也别有啥不好意思的了，你干你的，我忙我的，反正你们弟兄都不是什么好东西。四奎一听春草这么说，赶忙保证，嫂子，我再也不往回领女人了。春草往外走，她要去给民工们开饭了。心想，死四奎，你跟我保证有什么用？你那良心都被狗给吃了。

春草真的没有搬走，继续跟四奎住一趟房，身下的板铺仍旧连着。四奎再也没有往屋里领过女人。民工们在一起议论，说春草真有两下子，硬把四奎的"变态"给治好了。

转眼就到了端午节，春草提出回家看看。四奎那时候已经变得像换了一个人似的了,就连嘴里挂的脏话郎当零碎也不见了。而且,四奎专门给民工们开了一个会,会议的主题民工们感觉特别新鲜,是关于净化语言的。四奎规定谁要是再说脏话,抓到一次罚款五元;谁要是举报一次,奖励十元。奖励的钱由他四奎出。这事可成了新闻了,四奎的讲话更精彩,他慷慨陈词说了一大堆不能让城里人瞧不起咱民工的话。有民工就问四奎,那你晚上睡人家城里女人算不算精神文明?四奎就没词了,说,下不为例,再说,我都挺长时间没睡了,不信,你们问春草去。春草跟着又好气又好笑,瞪了几眼四奎,不知道该说啥好。民工们哄笑,决议这就算是通过了。

大奎在家待着发腻,跟人去赌钱,输了就去酒店喝酒。老板以为大奎有钱,就给大奎找了个小姐。大奎跟那小姐完事后,老板才知道大奎根本就没钱。因为不是常来的顾客,老板不放大奎走。大奎就看见饭店存车的后院有几个大土坑没有填,就跟老板疏通,说他把那大坑填上,玩小姐的事就一笔勾销。老板琢磨一会儿,认为这事挺合算。这个大坑雇人干也得个100多块钱,不如就让大奎给填上得了。吃亏的是那小姐,刚出来混,白让大奎玩半天,心里不平衡,气得直抹眼泪。老板说给她补点儿钱,小姐不好意思收老板的钱,把气都发在了大奎的身上,跟老板申请要亲自监督大奎填坑。大奎在前面填,小姐就在后面把土踩实。这样,大奎的工作量增加了不少。小姐还一个劲地跟大奎说,你那本事呢,我胯骨让你压得还疼呢。

县局的便衣警察下来检查,看到这一幕感觉挺新鲜,刚要问是咋回事,那小姐转身就跑。这一跑就把事闹大了。警察把人都带回去

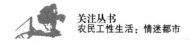
了,一查就查出玩小姐拿填坑顶债的笑谈来。春草没有去看大奎,倒是派出所的来找过春草。说两条道任春草选,眼下正赶上严打,要么人在里面蹲几天,要么拿钱往外赎。春草说,要钱没有,还是让他在里面填大坑吧。

四奎起先并不知道春草为什么来去匆匆,他还以为春草惦念着工地才这么快跑回来的。四奎是接了大奎打来的电话,才知道大奎出事了。四奎把手机递给了春草,说是大奎打来的电话。春草说,我不用听了,他在笆篱子里填完大坑了? 四奎没有撤回手机,说,嫂子,大奎哥检查出病来了。春草接了手机,大奎在里面哭叽叽地说,他放回来了、他不是人之类的话。春草正要挂断手机的时候,大奎突然说,春草,知道我为啥被放出来了吗? 我在里面干活晕倒了,到医院一检查,我得了癌症,需要钱做手术,得化疗。你可不能看着我死啊。春草的心"咯噔"一沉,拿手机的手就不听使唤了。

春草跟四奎借钱。四奎不借,说,嫂子,正月我大哥都从我这儿借走5000块钱了。说是给你做手术,如今手术也没做,钱都让他给赌了。最不是人的是,他有这么好的媳妇还有啥不知足的,他还去嫖? 春草说,四奎兄弟,咱俩是老同学了,你哥有事你不能看热闹。四奎说,嫂子,我大哥都晚期了,你为他拉一屁股债,值得吗? 春草说,值得不值得是我的事,你说到底借不借我钱? 四奎就低了头说,嫂子,你要答应我的条件,我就借。春草说,你说吧。四奎说,我大哥要是殁了,你就嫁给我。春草骂,四奎,你是狗改不了吃屎,你这回带我出来,是不是早就打我的主意? 四奎说,我豁出去了,嫂子,上学那时候我跟你

88

说过,我要娶你做媳妇。我四奎玩过的城里女人也不少了,可她们看着觉得挺高贵,脱了衣服跟咱乡下的没啥两样,玩过了也就忘记了。只有你,我心里一直记挂着。春草说,四奎,给你安上尾巴你就是活牲畜!四奎的脸色就青了,一句话也不说。

晚上,春草半夜起来,在伙房的大锅里舀了一盆温水,看民工们都睡了,径直端进了四奎的屋里。四奎一愣,问,嫂子,你这是干吗?春草不说话,一件一件往下脱衣服,一直把衣服全部脱光,就那样光着身子在四奎面前洗。四奎看见春草错落起伏的身子,呼吸迅速急促起来。春草洗完,就这样光着身子平静地说,四奎,你不是喜欢我的身子吗?今天晚上我就给你。我虽然生了两个孩子,可身子干净。你只要帮我治好大奎的病,我什么都答应你。四奎"扑通"一下跳到了地上,就势跪在了春草的脚下,打着自己的嘴巴说,我不是人,春草,你快穿上衣服。我真要了你,我不就真成了牲畜了吗?我借钱给你还不成吗?春草默默地穿衣服,眼泪在灯下闪动着灼灼的光。四奎那晚上嘴唇都被自己咬出了血。

四奎第二天开车去送春草,他故意晚点,又走通往汽车站最拥挤的路。堵车了,四奎说,嫂子,今天你走不了了。春草说,我高低得回去,这是你大哥的救命钱。四奎说,嫂子,不是我劝你,为我大哥那号人,你这样做值得吗?春草一怔,说,咋了?四奎,你后悔借给我钱了?还是后悔昨晚错过机会了?四奎苦笑说,嫂子,你别老把我往坏处想。你看这路,车都堵满了,今天你是插上翅膀也回不去了。有啥事,咱回工地再说。

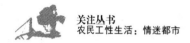

春草说，这是你哥的救命钱，我必须回去。说着，春草拉开车门，逆着车流横过马路。四奎知道春草是想从原路返回去，然后打车去车站。四奎拉开车门说，嫂子，危险！我跟你说实话吧……四奎的话还没有说完，迎面一辆车已经将春草的身子高高地撞了起来。四奎看见，春草的身子在空中呈飞翔的姿态，好看的长发飘起来，一直飘啊飘，最后在四奎的眼前凝固成永恒的风景。四奎傻了。

守着地上春草血肉模糊的身躯，四奎哭骂，狗杂种！你个大奎，是你把春草害了。不，嫂子，是我把你害了。大奎根本就没有病，是我和他想试探你的。我们俩不是好东西呀……

老何讲述的这个故事不知道真假，反正他一口气讲下来，我们都沉默了。四奎我是认识的，他跟我不在一个建筑队干活。前几年得了病，听说脑袋还开刀了，从里面取出好几条虫来。也不知道是什么虫，能够钻进脑袋里去。过去他名声不好，自打这次手术以后，他好像一下子就学好了。本来张罗跟家里的媳妇离婚的，这次手术以后没有了动静。他媳妇挺高的大个儿，黑，壮，没有女人的样子。不过听说他家的儿子不错，娶了媳妇，给他生了一个孙子。

前几年我还在建筑队里看见过四奎，过去他是长发，现在走了极端，剃个秃脑袋。不过，我一直没有听过春草的故事，关于春草车祸的事情更是只听老何一个人讲过。那天我想问问四奎的，后来想想还是没有问他。

苦中作乐——工地上的文化生活

旭日阳刚，是两位流浪歌手组成的音乐组合，主唱王旭，吉他手刘刚。2010年8月网络拍客将旭日阳刚唱歌的视频"农民工"版《春天里》上传到网上,使旭日阳刚一下子火了起来,受到不少网友和音乐人的追捧,从而摇身变为了网络红人。他们以其质朴无华的演唱风格红遍了各大视频网站以及各个网站的微博里,成功登上央视春晚,成为农民工励志的代表。

在中国浩浩荡荡的打工大军里面,出现了很多歌手和作家。他们都以顽强的毅力和不懈的努力赢得成功,成为农民工励志的典范。

农民工里其实藏龙卧虎,什么人才都有,给我们做饭的农民工叫王特,他最大的特征是娘娘腔。一举手一抬足都是女人范十足,我们包工头的老婆最喜欢他。主要是跟他说话,都能够乐抽。他一直跟我们这个包工头打工,一般都是做饭。干活他干不动,泡蘑菇。工长对别人狠,却拿他没辙,因为一听见他说话就憋不住笑。

王特前几年跟当地一个姑娘结婚了,那姑娘爸妈都有很好的工作,还有现成的楼房。姑娘智力不健全,要不这样的好事也轮不到王特。王特结婚以后,主要任务就是跟丈母娘打架。王特一丝不苟,跟丈母娘的架打得风生水起的。媳妇反正智力不好,按照王特的话说:"交流啥啊?说话她都费劲,就知道交配。"

农民工们哄堂大笑,都说王特命好,可以有城里的妹子当媳妇。王特自己的烦恼是媳妇除了跟他有夫妻生活,没有其他的交流,孩子也管不好,就知道自己呼呼睡。王特很惆怅,不过他也清楚,像他这样的男人,家里死穷的,还是农民工,根本说不上媳妇。有一次他说了一句粗话:"有个人睡觉就行了,还要啥质量不质量的。"

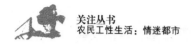
他的话听着心酸。

王特骨子里是有文艺范儿的，喜欢唱歌，文艺天赋极高，现在的才华主要都是集中在跟老丈母娘打架上了。因为丈母娘总是找碴儿，说王特对她姑娘不好，不知道帮着收拾家务。王特说："我也不能总在家里，还得出来打工。她啥都不知道，可是家里花钱找谁啊，我是个老爷们，不能吃软饭。就这样，她妈还鼻子不是鼻子、脸不是脸的呢。肩膀头不一般高就是不行，男的要是没钱也不行，看人家的白眼，这气就受不了。"

说起抱怨的话来，王特主要集中在丈母娘身上。他说："开始还能忍，后来丈母娘找碴儿，我就跟她干。反正媳妇也离不开我，给我生孩子了，就叫丈母娘给带。"

我们都不止一次听王特唱歌，他的嗓音确实好听。唱起歌来，那个娘娘腔就没有了。好多歌曲都是王特自己编词套曲唱的，所以，他是我们工地的才子之一。我听过他唱《打工十二月》，记录过他唱过的歌词，可惜后来下雨都淋湿了。但是那时候我在工棚里写过几篇小说，其中一篇小说里面我引用了王特唱的歌，因为小说能够在网上查得到，得以记录了几段下来。

四月里初七八

楼号下来把基础挖

农民工啊多劳累

哥儿们呀

人生究竟为了啥

五月里五端阳

建筑工地正是忙

高粱米饭土豆块

哥儿们呀

这样的伙食力怎强

六月里六月六

家乡山上看谷绣

一年到头不回家

哥儿们呀

抓心挠肝真难受

七月里七月七

天上牛郎会织女

神仙都有团圆日

哥儿们呀

何时能见我的妻

　　10 年前,几乎在所有的建筑楼房不远处,都会有很多做买卖的。他们卖吃的,五六块钱能够吃饱;摆台球案子的,一块钱打一杆;还有

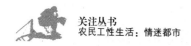

一个特殊的才艺展示,那就是露天卡拉 OK。很多商铺的门口或者小广场,都有人摆出电视机,等人点歌。一块钱一首,工地上的更加便宜,有时候两块钱随便唱。

农民工唱得最多的歌曲是陈升的一些打工歌曲,还有《铁窗泪》这样的歌曲。他们唱不好,但是都喜欢来唱,有时候唱歌的一个人,听歌的能有几十人。歌曲的画面一般都是一个穿着暴露的女郎走来走去,跟歌曲内容没有一毛钱联系。这样的场景并不是农民工经常能够拥有的,更多的时候,他们与劳累和寂寞为伴;更多的时候,他们没有机会娱乐。尽管,他们要求不高。

缓解打工生活的乏味和寂寞,减轻性压抑带来的负面效应,组织农民工参加丰富多彩的文化活动,应该是一个有效的途径。政府文化部门应组织艺术表演团体深入农民工集中区进行专场演出;采取有效措施,鼓励文化经营单位和文艺工作者为他们提供免费或优惠的文化产品和服务;推动农民工用工单位自身文化建设,使他们能经常组织农民工开展投入不多、简便易行又有吸引力的各种文化活动。各级工会、共青团、妇联等可经常为农民工组织一些形式多样的文体活动,比如提供类似"露天电影""纳凉晚会""广场演出"等文化活动,让他们能感受到文化气息,满足一定的文化需求。

星期六的幸福时光

每周都有星期六,星期六没有什么特别的。建筑队里没有礼拜天,不像城里人那样滋润,可以坐舒适的办公室,可以拿不用动体力挣来的钱。人家到了星期六，领着孩子老婆去酒店吃饭，到街上潇洒。城里人管走道叫散步，民工队管这叫消化食。活计脏累，吃得又不好，哪里还有闲心去扯闲淡？

民工们就隔着街骂，骂城里人，过嘴瘾。

楼房一共72栋，规划好了叫幸福小区。高粱茬儿似的塔吊架子立起来，民工就像潮水一样从地里冒出来，哗啦一下子就把幸福小区占领了。不过，大家都知道，幸福并不属于自己。农民工与城里人的距离只有一条马路，那边是以前建成的住宅小区，里面的花花绿绿告诉民工们，大家只是暂时寄存在城市的地盘上，等楼房建好了，咱马上就得给城里人倒地方。叫城里人星期六的时候去酒店吃饭，到街上潇洒，在这块地方尽情地折腾。

老邰他们的工地紧挨着马路，平时那边的人很少过来。老邰不骂，老邰觉得骂也不管用，人的命天注定，谁叫咱托生得不好了，安心过自己的日子吧。老邰是木工，会支模板，挣钱为了娶媳妇。老邰的媳妇是老大难问题，因为人老实，一直没遇上合适的茬儿。后来经人介绍了个小寡妇，很遂老邰的心意。老邰就想好好挣钱，把婚事办得体面点儿。

工棚就在马路边上，一长溜活动板房，上百人都挤在里面睡。晚上睡觉的时候最热闹，咬牙放屁吧唧嘴，千奇百怪的。冷不丁进去，臭脚丫子味很浓，得小心沼气中毒。这地方蚊子多，个头大，咬人也狠。民工们都带着蚊帐，一到晚上就得钻进去防蚊子。后来有民工到马路那边去溜达，回来后有个重大发现，说这鬼地方的蚊子欺负人呢，专上

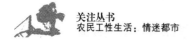
咱们这边来咬咱,马路那边没有。大家伙儿不信,跑去看了,真是这样。于是大家的仇恨就越深了,先是冲蚊子,觉得蚊子太他妈的不拿咱民工当人,势利眼,抓不住熊瞎子来抓咱这癞疤子。后来把责任都推到城里人身上了,觉得是他们把那边整得太干净了,整得没有适合蚊子待的环境了,这就是明摆着挤对咱。

民工们的报复行动很快开始实施。有民工站在楼顶上掐着家伙向楼下撒尿,因为是顺风,害得附近走路的城里女人被淋上了热雨;有民工在水管前裸体洗澡,那边的女孩子不敢出门;有的农民工偷小区里晾晒的衣服,遇到女人的内衣,还往上面射精。还有一回,那边楼里的一个老头怒气冲冲来找工地负责人,说放在楼下的大葱少了。负责人说,我给你查查,看谁吃了。老头第二天又回来了,说,大葱这次没少,楼下的花盆里不知道叫谁拉了泡屎,恶臭恶臭的,一看就是民工的屎。民工们顿顿吃的是清水白菜大米饭,拉出的屎颜色一致,很容易辨别,不像城里人拉的屎,五颜六色的变化很大。类似的事情出得多了:自行车轮胎没气,女人晾晒的乳罩裤头神秘消失,城里人觉得都是这帮民工干的。城里人忍无可忍,可跟这些民工没有办法把道理讲清楚。电视台来做过好几期节目,城管也来干涉,民工们我行我素,不理那一套。

星期六中午下班,老邰他们的工棚里来了三个女人。一看穿着打扮就是城里女人,老邰他们就警惕起来,怀疑她们是来兴师问罪的。那三个女人很热情,说师傅,我们是美发学校的实习生,想给师傅们免费理发可以吗?

民工们愣了,没有敢搭茬儿的。女人就看见了老邰,说老师傅,你带个头,我们先给你理发,行吗?老邰掐着饭盒,不知道是拒绝还是答应,人家就热情地把老邰按在椅子上,麻利地拿出推子剪子,给老邰围上了围布。老邰慌了,不敢动,听任几个女人摆布。这是老邰第一次近距离接触女性,心跳加快。老邰36岁,从20多岁起就伺候卧床的老爹,去年才把老爹送走,因为老爹的缘故,说媳妇一直没摆上议事日程。所以,实事求是地讲老邰还是地道的处男。

星期六那天,老邰是最幸福的民工。

三个女人围着他转,老邰感觉到了身边女人温馨的气息。老邰紧张,手心出汗,浑身也出汗。老邰觉得女人的身上味道真好,一股芳香叫他痴迷。

老邰开了头,接下来民工们就纷纷被三个女人按在椅子上,围上围布听任她们的摆布。三个女人很热情,不断征求民工的意见。问想剪什么样的头型,头发留长点儿还是短点儿。民工们回答很实在,既然是不掏钱,脑袋就舍给了她们,怎么整都行。

一个星期六,三个女人忙活了几个小时,剪了十几个头。临走的时候女人们说,下个星期六她们还来,只要师傅们不嫌弃。

女人走了,民工棚里发出了一片欢呼。有人说,城里的娘儿们味道真好。有人反驳,说明明是姑娘,怎么说是娘儿们?有人考证,城里的娘儿们和姑娘是分不清楚的。有人反对,说咋分不清楚,只要是娘儿们,走路就看出来了。还有人不信,说话的民工就站起来,模仿娘儿们和姑娘的走路姿势在工棚里走起来。他的解释令大家很信服,他做

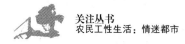

着动作说娘儿们被男人睡过了,两腿往外撇。工棚里活跃起了快乐的细胞。

晚上的节目就丰富多彩起来。有民工说,有个女的奶子大,剪头的时候蹭着他头皮了呢,当时脑袋像过电了一样,嗖嗖的滋味把裆下的老二都弄硬了呢。于是,一伙人开始评选奶子冠军,一致说胖的那娘儿们奶子最大。争论的过程相当激烈,有的说那胖的娘儿们奶子是不小,可有作假的嫌疑,问题出在乳罩上。有个民工说,他故意突然直起身子时,脑袋感觉硬邦邦的,像碰到了钢筋。据此判断,这娘儿们的乳罩里含有金属元素。很多民工还是坚持投了那胖的一票,甭管怎么说,人家的奶子相比较而言是最大的。现在咱的审美标准得变化一下了,是该转变观念的时候了。如今作假的东西太多,连处女膜都可以做,还有什么不能做的?评完奶子,开始说屁股,三个女人屁股都没有特别的,不像工地边上开小吃部的那屁股大的娘儿们,像两扇磨盘。有人说不对,那穿白色裙子的女人屁股有特点,屁股向后翘,这种女人据说办起事来,瘾头最大。民工们哄笑起来,说你经验很丰富啊,你老婆的屁股就是翘的吧。争论到最后,大家决定给三个女人起个名字。奶子大的,就叫大奶子,一目了然。屁股翘的,就叫翘屁股,通俗易懂。剩下的那个怎么办?那女的没有什么特征啊,老邰说,叫红裤头吧。大家一起看老邰,说行啊老邰,蔫巴人心还挺咕咚啊,咋起的名呢?老邰说,给他剪头的时候来阵风,把梳子刮地上了,那女的猫腰去捡,裙子撩起来了,露出了里面的红裤头。

工棚里笑炸了,民工们追问还看到什么了。老邰说,肉呗。民工们起哄说啥肉,老邰憋得满脸通红,骂,跟你妈的那啥一样。民工们快活起来,很多没有剪到头的就说,下星期六人家还要来呢,咱也得尝尝滋味了。老邰你看到人家红裤头了,赶紧买本日历去,看好了星期六,老早下班抢地方呢。

老邰果然买了日历本,挂在工棚的最显眼处。

星期六那天,三个女人果然来了。民工们排着队,这回三个女人分别行动,效率就快多了。民工们总结,大奶子的奶子虽然大,可效率最低,剪了六个人的脑袋,有一个还剪糟了,修改几次不成,最后经过商议给剃个秃子彻底斩草除根了。大奶子很不好意思,一个劲地说"对不起"。秃子没在乎,因为脑袋已经多次蹭到奶子上了,事后他证实,乳罩绝对有问题,里面有铁丝撑着,头皮被刮得火燎地疼呢。翘屁股的手快,一共剪了九个脑袋,不过剪平头的手艺不怎么好,动作也太夸张,为了看平不平,跑五米外去瞄准吊线。剪得最好的是红裤头,一共剪了八个,头型也好看,手艺也娴熟。不过,最遗憾的是这八个民工都没有看到裤头到底是不是红色。

她们走了,民工们在一起商量对策。清一色的短头发脑瓜蛋子。咱这回失算了,咱不能把头发都剪得这么短,没几个星期六就叫她们收拾完了。收拾完了,她们就得到别的工地去了,咱们怎么办? 短的没长起来,长的没有了,青黄不接没有后备力量可不行。这三个女人可是咱发现的,连名字都是咱给起的,不能便宜了别人。商量的结果是,从下星期六开始,剪头的民工都留长头发,这样就可以整个施工阶段每星期六都能见到她们。

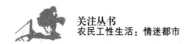

　　这事委托老邰去说,大家觉得老邰还没经历过女人,想邪都邪不成,换别人不行,怕中途硬起来露出马脚。老邰委婉地把话说了,说给红裤头了。红裤头笑了,说老师傅,你放心,只要你们不嫌弃,我们就在你们工地不走了,每个星期六都来。老邰笑了,说那敢情好了。老邰还纠正说,我今年才36岁,别叫我老师傅。

　　老邰晚上睡觉说梦话,乱七八糟的,跟红裤头有关系。大家都听傻了,说老邰,你家里还有一小寡妇等着你呢,在外面想啥外国六呢。告诉你,小寡妇最有经验了,头几晚上你是个坎,不大好过呢。

　　打这以后,星期六就成了民工们的节日。大家这天干活的劲头足,气氛活跃,下班都在等着三个女人赶快来。来了,大家就围一圈子,不理发的坐边上看热闹。老邰经过商议,还买来了两个翠皮西瓜,切了给三个女人吃。人家不吃,老邰他们急赤白脸的,红裤头带头吃了,大奶子和翘屁股也就吃了。三个女人吃得很狼狈,吐一地西瓜籽。翘屁股吃完不久要去厕所,老邰他们麻烦了。建筑队里没有女厕所,老邰他们就选出来几个老实民工,叫他们保护翘屁股去撒尿。首先把厕所里的男人,不论是站着的,还是蹲着的,一律清理出来,不管愿意不愿意都得无条件服从,否则"格杀勿论"。然后,给翘屁股站岗,戒备森严。

　　晚上,那几个老实民工回忆说,翘屁股迫不及待进了厕所,撒尿的声音哗哗响,看来劲头挺猛。大家又是开心地笑,笑完后琢磨过味来了,这哪是老实人干的事啊?不是去站岗,这分明是偷听。大家不干了,用最严厉的刑法惩治老实人。觉得翘屁股的撒尿声是集体的,应该资源共享,凭什么你们利用工作之便多贪多占?收拾他们,放倒,扒裤子。

星期六一个接一个,三次理发她们跟民工们就熟了。

熟了以后,民工们晚上的笑话就少了。大家在一起更多的时候是检讨,说咱们真不是东西,人家对咱这么好,可咱心里想的是啥?祸害人家,无数次地亵渎人家,没有人味,尤其是听撒尿的那几个家伙,应该再次按倒扒裤子。老邰也检讨说,其实红裤头究竟里面穿的是啥颜色的裤头,他并没有亲眼看见,只是隐约看着是红色的,完全靠的推断,所以站不住脚。基于此,应该给人家平反,把名字改了,叫人家本名。还有大奶子和翘屁股,也得改。民工们说到这儿才想起来,这些天了,无数个星期六过去了,咱还没问人家叫啥呢!

老邰的头发先剪的,先剪的长得就最快。轮到老邰剪头的星期六,老邰想,我得问问红裤头叫啥名字了。这个星期六,红裤头没来。老邰很失落,翘屁股说,老师傅,你的头是孙丽给你剪的,她今天有事不能来了,反正也不算太长,下星期六你等她来吧。

大奶子和翘屁股收拾工具走出工棚到马路的时候,老邰终于忍不住了,追出来,喊,等等。翘屁股看老邰,问,老师傅,有事吗?老邰结巴着说,我想问问妹子们的情况。大奶子看了看老邰说,我就知道你有心事,好吧,我告诉你。我和春燕在城里的美容美发学校学习,我们俩是一个村的。老邰释然,啊,没有想到你们也是农村的。翘屁股说,对啊,为了尽快学手艺,不被城里人笑话,我们才决定到建筑队免费理发,也算实习了。老邰亲切了很多,说,那孙什么的妹子是城里人?大

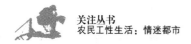
奶子说，哪有啊？城里的女人才不跟我们好呢，也是农村的，以前也在建筑队打工，后来嫁到城里来了。来这儿理发就是她的主意，要不我们哪里知道啊？

老邰说，今天咋没来呢？翘屁股说，你想知道我也不瞒你了。孙丽的男人年龄很大，当年孙丽的爹住院没钱，是这个男人给掏的手术费，孙丽才嫁过来的。现在，她男人对她不好，经常去外面找别的女人，孙丽想自己养活自己，才去学了理发。

老邰晚上把真相给大家说了，怪不得她们不嫌咱民工脏呢，都是阶级姐妹啊。大多数民工都很严肃，也有极个别的说，大奶子和翘屁股还是雏呢，那地方肯定一掐一包浆，下星期六我叫她们把我下面的毛也剪剪。工棚里突然就肃静了，说话的人发现很多股怒火燃烧起来，闭嘴了，想跑。站起来一群民工，骂，你还有没有人味啊你？

这个星期六没有什么特别的，民工们都在等着她们来。孙丽也来了，额头上贴着创可贴。老邰知道那是怎么回事。

孙丽她们被民工们的举动惊呆了，空地上摆放着各种各样的水果。翘屁股不好意思说，不吃了，吃完还得去厕所。老邰说，大妹子，我们这儿修了厕所。翘屁股看见，原来的男厕所从中间被几块石棉瓦隔开了，外面挂着个纸壳牌子，上面歪歪斜斜写着"女厕所"三个字。

幸福小区72栋楼，只有老邰他们工地率先推出女厕所的服务项目。

孙丽给老邰理发，老邰这回没有紧张。

马路对面停下来辆吉普车，谁都没有注意。从车上下来四个男人,他们气势汹汹地向这边走来,扒拉开民工直接到了大奶子她们三个跟前。领头的是个大肚子男人,他冲孙丽笑,说,行啊你,有本事了你,不回家还跑这儿丢人现眼来了,跟我回去。大奶子和翘屁股过来劝,早被三个男人推搡到一边去了。

老邰的头剪了一半,孙丽看了看大肚子说,等我把这个头剪完。大肚子男人说,你少跟我装,你以为你是谁啊,我告诉你,孙丽,像你这样的女人我随便一划拉就一群,你他妈的少跟我装清高,你跟我走不走?孙丽咬牙,半天说,不走。

大肚子男人看了看老邰说,臭民工,你滚一边去。大肚子男人伸手就来抓孙丽,孙丽扬手给了那男人一个嘴巴。大肚子男人说,操你妈的,你个婊子,还敢还手了。大肚子男人抡起拳头就砸在孙丽的脸上。孙丽踉跄着,男人上去揪住头发,踹了几脚。

事情发生得很突然,所有的民工都看傻了。大奶子和翘屁股冲上来,被三个大汉拳打脚踢。孙丽很难看地摔倒了,倒地的姿势很不雅,裙子全部撩起来了,里面露出窄窄的红裤头。

老邰的眼睛里溢满了湿漉漉的东西,老邰的牙咬得咯嘣响。老邰带着阴阳头找家伙,看见旁边地上一把锋利的铁锹,老实的老邰突然说,整死他们个杂种……

这是一个真实地发生在我打工工地上的一起斗殴事件,最老实的老邰带着农民工跟外面的人打了一架。我没有在现场,只能根据工友们的讲述还原了那件事情的始末。我也被那几个女人理过发。我要的头型是板寸,她们理不好,因为是新学手,所以板寸最后理成了圆球

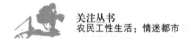

头。她们都是出来学理发手艺的乡村女人，学完没有地方练手，就都到我们建筑工地上免费给农民工理发。老邰事后被抓到派出所，是老板给领回来的。罚多少钱不知道，领回来以后我也没有看到他，说是不干了。他老家不是我们那边的，据说是山东聊城的。

城乡一体化是我国现代化和城市化发展的一个新阶段，城乡一体化就是要把工业与农业、城市与乡村、城镇居民与农村居民作为一个整体，统筹谋划、综合研究，通过体制改革和政策调整，促进城乡在规划建设、产业发展、市场信息、政策措施、生态环境保护、社会事业发展的一体化，改变长期形成的城乡二元经济结构，实现城乡在政策上的平等、产业发展上的互补、国民待遇上的一致，让农民享受到与城镇居民同样的文明和实惠，使整个城乡经济社会全面、协调、可持续发展。但是在城乡一体化的进程中，城乡二元对立的鸿沟并不能从根本上消除。横亘在城乡多年的隔阂不是一时就能够解决的。

又一次提起向日葵

我那些农民兄弟们

登上了脚手架成为蓝天上挥汗的云

成为烈日下的向日葵

他们爱上了这座城

爱上了这些广宇爱上了那些大厦

爱上了奔跑的轻轨爱上了它延伸的姿态

爱上了橘黄色的电话亭

更爱向家里输送秋天的电子卡

爱高楼后的简易工棚马路牙子上的风餐与故事

他们喜欢

把亲手建起的大厦看成种植的森林

他们高兴把亲手铺设的轻轨

说成疯跑着的麦田

……

——节选自娜仁琪琪格《落在希望的树杈上》

禁欲对身体是有害的,严重者男女皆可出现神经症病状,如失眠、食欲不振、性格孤僻、易发"无名火"等,这是一种性抑郁的表现。

——弗洛伊德

岳才之死

贫穷的时候,特别想吃肉,可是买不起。日子过得好了,买得起排骨的时候,却脂肪肝了——医生警告不能吃肉。我就在想,那样的苦日子里,我是咋吃成的脂肪肝呢? 性就像野草一样,拔不完的,它像个魔鬼一样缠着你。欲望不可遏止,得不到的时候,拼命想,日子从容了,却没有了想法——很多夫妻过着无性的生活。

这到底是怎么回事呢? 是性的罪孽,还是人的本身出了问题? 我不明白的是,性和人是能够分开来的吗? 或者说,是人的思想支配着

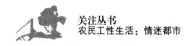
性,还是性在主宰着人在想什么?

我打工的那些年,像我们这样收入的农民工,性是无法有释放渠道的。农民工不能有实质的性行为,只能通过别的渠道来缓解。比如看黄色光盘,看黄色书刊、色情图片,但是这样的效果并不好,这些东西就像毒品一样,一旦染上就会很难放得下。

我曾经为有性的原始冲动懊恼过,甚至是厌恶过,但是不管你什么心态,作为生理正常的人,性是绕不过去的。在农民工的世界里,自然也有属于自己的"性文化"。这种"性文化"是粗鄙的,甚至是龌龊的、丑陋的,但是它却是属于人性的。泯灭人性的欲望,也是不道德的。在这样矛盾的心理挣扎之下,我不知道该怎么面对性的问题。

近年来有专家指出,适当的手淫可以缓解性压力。果真如此吗?我不知道个体是否存在差异,那样的状态之下,手淫是解决不掉心灵的干涸的。当自己的精液射到手纸或者废旧报纸上的那种感觉,是空落落的,是对性的更加憎恶。心理的压力没有得到释放,而是从一个深渊到另一个深渊而已。那种酸楚其实不是性的释放,只是为下一次的欲望泛滥提供了基础。因为手淫是上瘾的,而习惯了用手淫来解决性,当真正去过性生活的时候,会突然发现性能力大大降低了。

在我打工的那六年的时光,我努力搜集着关于我们的故事。冥冥之中我预感到我是不会永远待在工地的。通过努力,我会实现自己的梦想。等有一天,我会写写这些故事。

有一年,我们施工的地方条件不错。因为油田系统有自己的基建项目,所以农民工住宿的条件好,不是临时的活动板房,也不是临时搭建的房舍。打工的那个地方因为是湿地,地下基础不好,老板一般也图省钱,到一个地方就由我们自己搭建临建房。甲方和有关方面也不做这方面的硬性规定,所以导致事故不断,尤其是那一年的夏天,我们隔壁江苏一个建筑队发生房舍倒塌,六个农民工被砸死在里面。这样的事故影响很大,一些地方领导受不了,下令整改。那个包工头因为一次死六个农民工,弄得倾家荡产。所以,搬到这个工地以后,我们入住的宿舍是早都盖好的房舍。每个房间入住的人员是固定的,被褥因为上面要检查,也有统一的硬性规定。

下班以后,农民工们就是喝酒打扑克。我们时常自嘲:远看像逃难的,近看像烧炭的,再走近一看,原来是干基建的。还有的农民工编很多黄色顺口溜,其中一段是这样的:

好女不嫁建筑郎

一年四季想断肠

有朝一日回家转

奴家一晚怎么搪

我们住的宿舍那面墙很高,不知道是谁在上面用黑炭画了一个裸体女人,她就赤身裸体地正面坐在墙上,旁边还配着一首打油寺,供全屋子的农民工欣赏。

我们隔壁的岳才,年龄比我大两岁,他没爹没妈,十几岁就混迹于建筑队,一年打工的钱基本都喝酒挥霍了。他有肺结核病,但从来不

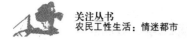

跟别人说起自己的传染病。有一年他跟别人打架，要往火炉子里烧自己的棉袄，我死命拉住。他感觉我是一个好人，跟我透漏了秘密。他说："我是肺结核，谁他妈的是坏人，我就传染给谁。"他的话叫我震惊，不知道怎么劝他，因为他什么都懂。他恨世界的不公，他用仇恨的心态来看待社会，有时候他也出去嫖娼，目的竟然是把自己的病传给那些小姐。

他住在我们隔壁，时常边喝酒边骂人，或者说女人，有时候跟我们这边打架，拿个棍子把墙捅出了窟窿。而叫人哭笑不得的是，他捅的地方恰恰是裸体女人的下体。其实，这幅画的"作者"开始画的时候，就在这女人的下体下面做好了洞，岳才只是在不断增大了洞孔而已。他有时候拿瓶子从那头往这边喷水，那场面叫我们这边的人哄堂大笑，因为每喷一次水，大家都像看到了女人小解一样开心。

岳才后来把窟窿捅得更大了，他就从那洞里钻出脑袋，大声咒骂这边为什么笑。大家笑得更加开心，有的农民工就喊："岳才，你个孙子，还没从你妈那里出来就长牙骂人了。"唉，那个场面真的叫人没有办法形容。岳才每天夹在女人的下体里，重复着这样的闹剧。

后来冬天的时候，我在另外的一个工地再次遇到他。我们都在那个工地打更，冬天不打算回乡了。那些个漫漫长夜，使我能够走近他。他还是嗜酒，喝酒是他在这个世界上唯一的乐趣。没有钱，就偷东西卖。我两本来是打更的，后来在他的带动下，我俩开始监守自盗。比如老板记着我们看管的钢筋根数，我们俩就拿钢锯往短了拉钢筋，拉下一米长的钢筋，卖了换酒喝。反正闲着冷，我俩就坐在地上拉啊拉。

卖钱由他去操作,买来羊蹄子和口杯酒,我俩就在火堆面前吃喝,吃完他小跑着在工地附近值班,我在火堆前面写文章。我现在奇怪的是,我竟然不怕那时的他会把病传染给我,我似乎也没刻意躲避过他。

后来拉钢筋出了事,老板有所觉察,因为钢筋是统一长度的。我俩被一顿骂,老板认定岳才是主犯。因为老板知道我写作,觉得我干不出那样不是人的事。偏赶上他倒霉,晚上值班他在外面拢火取暖,不知道怎么想的,他竟然在马路上点燃了一大堆木头。他说马路上宽敞,也没人,自己一个人值班太寂寞了。但是很快被这个城市的什么部门发现了,因为他把柏油马路烧了一个大坑。老板被罚款,气得还不能辞退他,因为他一直欠着老板的钱。

那段时间,我知道了岳才的秘密。他是有过感情挫折的,他在老家那儿有个女朋友,两人一起来工地打工。他也说这事怪自己太爱喝酒,女朋友管不了。但是他万万没有想到的是,有天晚上他发现女朋友不见了,到处找。到现在也没有找到,据说女朋友是跟着一个水暖工跑了。从此岳才就自暴自弃,喝酒,出去找女人,有了传染病,也放弃了治疗。叫我震惊的是,有些小包工头是知道岳才有传染病的,但是没有一个人提醒大家要注意。

又过了两个月,岳才犯病挺不住了。他有个叔伯哥哥受包工头委托,送他回老家。岳才原来还有一个姐姐,但很多年不来往了。人快要死了往回送,人家不收。没有办法村干部出面做工作,姐姐勉强答应叫他到山上的苹果树园子住。那儿有间小房,岳才就去住了。三天后吐血走了。

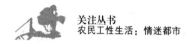

　　在他死后，我还听到他那个叔伯哥哥讲述的关于岳才的死亡
逸事：

　　岳才要死在工地上，老板没有办法，找我。我们是叔伯哥儿们，叫
我带回老家去。岳才这几年跟他亲姐姐关系处得不好，平时也不回去
看姐姐。他姐姐一家过得挺困难的，这次回去估计收留他够呛。老板
没少给开钱，就是别叫他死在工地上。岳才也知道自己没几天了，跟
我说，哥，要不给我找个地方扔那儿就得了，别忘了见到树华跟她说一
声。这个时候，他还惦记他过去的女朋友呢。我说行，我答应你，但是
你挺着，到家再死，半道上死了，我可就麻烦了。坐在班车上，他倚着
窗子哼哼，说，哥，八成挺不到地方了，难受啊。我说，你要是我兄弟，
就给我挺住了。你要是死在车上，全车的人都骂你。你还得被拉到公
安局去检查，法医把你大卸八块鉴定，到时候我就得费劲。我送你回
去，明天还得回工地干活呢。岳才眨巴着眼睛说，哥，给我点酒，我再
活一会儿。我早都给预备着酒呢，递给他一瓶。他拧开瓶盖子就喝。
唉，瞅着怪心酸的。人活到这个份儿上，也真是的，死都得找时候。我
这兄弟啊，也不知道他的传染病到底传染给别人没有……

　　岳才是我爱人的小学同学，这也是他跟我关系好的原因之一。按
说即使得了病，也不会那样早就死去的，是他自己自暴自弃挥霍了生
命。他从小没有得到过温暖，父母早亡，兄弟姐妹们也顾及不到他。
总算有个女朋友，却在他最需要的时候离开了他。他对这个世界是仇

恨的,是不屑一顾的,他冷漠对待自己的人生,人生就给了他一个决绝的教训。他三十几岁的生命,似乎只为了留下一点儿辛酸。他叔伯哥哥讲述的那段话,也就是岳才死亡之前的逸事,我听到不止一次。每次都是他喝着酒,津津有味地讲着,大家都听着。讲和听的人眼睛里都没有泪水,岳才只是他们嘴巴里的谈资而已,是佐酒的小菜而已。因为,他活着的时候实在太渺小、太卑微,以至于很多人都无法组织好自己的情绪,哪怕是假装的怜悯也好。这使我想起了一部赵本山主演的电影《落叶归根》,岳才的回家远比电影里给我的震撼强烈。电影里的农民工是死了,在客车上,而岳才活着,或者他怕给大家添麻烦,支撑着自己晚点儿死,可是他的活着跟死了又有什么差别呢?

诅咒李洪军

我想起来那年打工的经历。那一年工地死了一个木匠。那也是我第一次在建筑队经历的死人事件。

他叫李洪军,挺高的大个儿。那时候的木匠还是要用木头的大头柱子支模板,不像现在的钢模快捷方便。李洪军特别能干,但是他说话难听,满嘴都是下流话。农民工都不能回家,干活啊晚上吃完饭啊他总是讲那些黄色笑话。我们那时候都接受不了他的赤裸裸,因为很美好的一件事情,他一讲就变得龌龊了。

我们在工地吃的也不好,我那个时候时常头晕眼花的,就跟吃的有关。饭菜里几乎没有一点儿油水,却要每天面对高强度的劳动。打工的那个地方盛产大米,我们农民工却没有吃过一次好大米。老板的

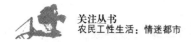
亲戚管伙房,他要赚钱,所以买的大米都是陈的、发霉的劣质大米。每次我们都要淘洗多次。每顿的菜也是啥便宜吃啥,土豆都是非常小的,根本不能切片切丝的,直接一刀剁开就推锅里煮,不刮皮,也没有多少油水。开锅的时候放点儿油,漂在菜的上面。我们管这叫"后老婆油"。这样的菜吃着不合口,整天浑身没劲。有时候豆角也不择,咬到一只豆角,要用手拽着,边吃边往外扒丝,我们管这叫"扒丝豆角"。

为了省钱,李洪军自己从家里带来了高粱米,自己凑合做饭吃。因为他的随便,大家对他也不客气。他叫很多人都不舒服过,因为他用很下流的语言攻击过别人家的女性。大家都调侃他,有的就说:"李洪军,你死了以后,你老婆归我吧。"说这话的是木匠杜守仁。几年以后,我发现他在城市的街头蹬人力车。我们说起李洪军的死,都还唏嘘不已。

李洪军也攻击过我,那时候我还特别腼腆,他就当着我的面,说我跟我未婚妻如何在一起什么的。我妻子是个传统人家的女孩,她接受的教育就是没有结婚之前不能在一起有任何亲密行为。所以,我们的恋爱一直很单纯。但是在李洪军的形容之下,变成了另外的样子,我是很难接受的。因此,当杜守仁回击他的时候,我也跟着帮忙。我们都说了很多不该说的诅咒李洪军的话。

有一天上午,我突然听到有人喊出事了。我快速跑过去,发现李洪军从五楼摔了下去,满脸是血。大家赶紧找车,把他拉到医院。他临上车的时候嘱咐一起干活的工友:"我枕头底下还有20块钱。"

没有想到,那是他最后的遗言。

他那天上午在阳台拆模板,拿撬棍一下子捅空了,人闪了出去。他到医院以后,脑袋迅速肿大,抢救不大一会儿就死了。工地这边老板赶紧叫布置现场,因为出了安全事故,有关部门是要查的。我们工地的那栋楼,安全网挂的时候就破破烂烂的,都是为了省钱对付了事。老板赶紧叫买来新的,我们连夜挂到了楼上。

李洪军的死,打击最大的是我们这几个平时跟他闹熟的人。我们都蔫了,心里在不住地后悔,不管李洪军如何瞎闹,但是他死了,是不是我们诅咒的呢?我不知道他们怎么想,我一个人躲在楼的角落里,心里特别后悔。饭也吃不下,发誓,从此不管别人怎么对我,我也不会诅咒他怎么样,万一我们的诅咒灵验了,该是一件多么恶毒和懊悔的事情。李洪军的行为那个时候我们不大理解,现在我们终于明白,他常年不能回家,性生活解决不了,所以才会在我们面前表现得过于"下流"。

李洪军的家属第二天才被接上来,看到李洪军的时候已经在殡仪馆。看一眼就火化了。工地老板派出了谈判的人,有工友证明他的死是因为操作不当,还听李洪军自己说这几天脑袋迷糊,身体有病是不能干活的。还有,他应该在拆模板的时候系安全绳,戴安全帽,他都没有。他的死给工地惹了麻烦,一栋楼算是白干了。出于人道考虑,老板打算跟家属私了,赔偿钱解决这件事情。

谈判的人不断做工作,家属很快就被摆平了。向着活着的,不能向着死了的。工地上的工人不能跟有关部门实话实说。何况老板补偿的钱也不少,人死不能复生,家属只能接受结果。

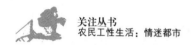
有一天晚上,天下着小雨,老板喊我去他家里。原来是老板娘昨天晚上做梦梦见了李洪军。今天叫我来,早都准备好了香纸和贡品。他们找了一个会算的大仙,意思是打点一下李洪军的亡魂。这个任务交给我来完成,而且必须是午夜12点的时候,去街上的十字路口见李洪军的魂灵。这样艰巨的任务落到我头上,说明老板跟我关系过密,信任我。但是我心里也害怕,害怕李洪军怪罪我对他的诅咒。

雨哗哗地下着,我拿着雨伞,抱着那些香纸,代表老板去烧给李洪军。路灯的光把我的影子打得很长,我穿着凉鞋走在水里。十字街头特别寂静,没有人来往,也没有车经过。我在马路牙子上找个不存水的地方,用雨伞遮着雨,去点燃香火。火柴划了几次都不着,风雨向我扑来,我没有办法点燃。

着急的时候,我在心里默念:李洪军,我给你送钱来了,你别怪我们诅咒你,谁叫你开玩笑不讲究分寸了。你死了,老板也没少给你赔钱。虽然我们知道,要是有安全网,你就不会摔死。要是你不节省,不会身上没劲。你要好好的,别在那边说黄色笑话了……

突然,我身边的风雨就变小了。像是避开我一样,使得我能够从容把雨伞放在一边,点燃了香纸,摆好了贡品。没有带木棍,风竟然没有吹走一张纸钱。那一刻,我相信木匠李洪军就在头顶看着我。怎么对他说呢? 30斤高粱米你的父亲拿回了家中,20块钱也转交给了你的妻子,他们过得挺好的。

……

这些零散的记忆碎片,记录了1998年到2003年间发生的一些事情。这些 10 多年前发生的故事,记录过我青春走远的脚步。虽然不堪回首,却刻骨铭心,任何时候想起,都历历在目。

　　收拾好简单的背包,不像十几年前那样扛着麻丝袋子去打工时的狼狈了。我要去看看,看看那块土地上现在的农民工,他们到底过着怎样的生活。我想去看看,看看这些村庄下面的"根须",他们延伸的姿态。从乡村到都市,他们留下的脚印里,一定还会带着泥土的芬芳。

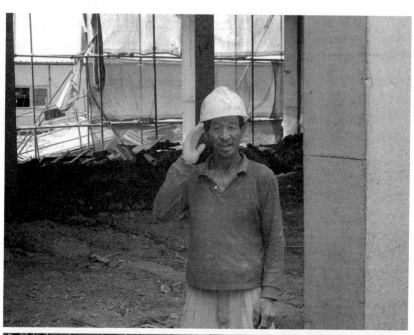

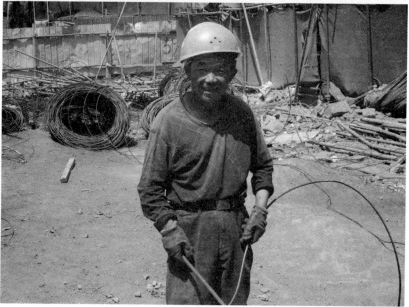

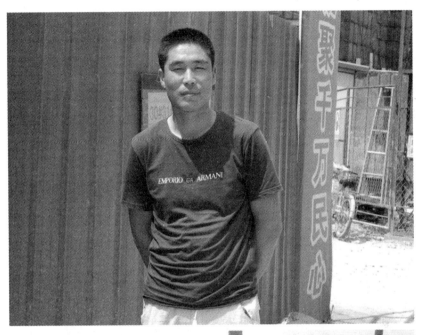

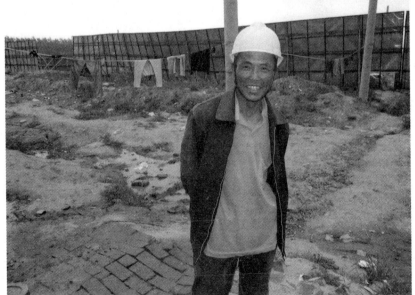

第三章　他们的故事

这城市于你,太陌生了

你小心翼翼地扛着包

小心翼翼挪动着脚步

这城市没有山,没有河流

也没有蹲着乌鸦的老树

你不知道,哪里是哪里

该朝哪个方向走

你混入人群中,去工厂

119

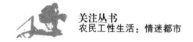
去建筑工地

你匆匆，又坚定地走

背包里背着妻子的思念

儿子的盼望

老娘的牵挂

——还有一个男人的责任

——王开《背包》

沈阳别称盛京、奉天，中国六大国家区域中心城市之一，位于中国东北地区南部，地处东北亚经济圈和环渤海经济圈的中心，是辽宁省省会，中国东北地区的政治、经济、文化、军事、工业、科技、金融商贸中心。沈阳也是闻名遐迩的历史文化名城，因地处古沈水（浑河支流）之北而得名。沈阳地区孕育了辽河流域的早期文化，是中华民族的发祥地之一。据对新乐遗址考证，在7200年前的新石器时代就有人类在此繁衍生息。从公元前229年设立侯城起，沈阳的建城史已近2300年。沈阳素有"一朝发祥地，两代帝王城"之称。1625年，清太祖努尔哈赤建立的后金迁都于此，更名盛京。1636年，皇太极在此改国号为"清"，建立清王朝。1644年，清军入关定都北京后，以盛京为陪都。清初皇宫所在地沈阳故宫，是中国仅存的两个完整皇宫建筑群之一。

沈阳是新中国成立初期国家重点建设起来的以装备制造业为主的全国重工业基地之一，有"东方鲁尔"的美誉。

来到这样大的城市打工，小弟开始是迷茫的。

小弟的打工生涯

我小弟叫李伟。李伟并不是他身份证上的名字。小弟出生以后，要办户口，我那没有文化的父亲有点儿着急，因为孩子太多了，他有点儿麻烦，真不知道管孩子叫什么。正好，我的小名叫小胜，于是父亲灵机一动说就叫李胜吧。我们弟兄其实都不满意父母给我们起的名字，无奈那个时候我们自己无法决定。等想好了自己叫什么，名字已经在户口本和身份证上无法更改了。所以我和小弟的名字是两掺的——兄弟情深，连名字都不分家了。有意思的是我和小弟现在叫的，都不是身份证上的名字。

这正如我们弟兄的命运一样，无法抗争，只能顺着生活的河流而下。想觅得一线属于自己的自由，自然就要受苦。我初中升学考试的试卷费那时候只有几块钱，父亲拿不出来，我就用自行车驮着父亲从上店出发，到川兴店。我推着自行车在路上等着，父亲去公路下面的村庄挨家去给我借钱。一家不行，两家不行，父亲总是能够乐观地走下去。终于为我借来了钱，父亲乐颠颠地拿着钱，交给我去考试。而我回头，看到他一个人走着回家。他好像没有忧愁过，嘴里哼着不知道什么名字的小调。

初中辍学以后，我本想自己打工赚钱，然后供小弟上学。可无奈的是，家里需要钱的地方太多了，在我们那个山村，是没有人家把上学当作一回事情的。我小学的同学纷纷辍学，没有几个能够读完初中。小弟连初中的门都没有进去过。我四个哥哥都要结婚生子盖房子，父

121

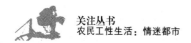
母的压力可想而知。他们最大的梦想是几个儿子都能够娶媳妇生孙子，所以父母没有考虑到上学这一层。我的初中毕业证至今还是我们家的最高学历。其实我们弟兄都希望自己的孩子能够从考学这条道上杀出一条血路，彻底走出农门。无奈的是，我们这一代的弟兄是念不起书，而我们的下一代这些孩子没有喜欢上学的，基本都是糊弄完初中就都辍学打工去了。

小弟小学毕业以后辍学。先是打些零工，在砖厂干过活，还出过事故。有一次在砖厂干活推土，结果土方坍塌，小弟被埋了进去。要不是大家伙儿抢救及时，那次小弟就得出事。后来小弟16岁开始去这座城市的建筑队打工，一直干到现在。

小弟在电话里问我几点到站，要去接我。我听到了嘈杂的声音，知道他在工地，就在电话里告诉他，有当地的朋友接站，还有，我住在他家附近的宾馆里。

小弟有点儿惊讶，他不会想到我会选择去宾馆。在我们老家，家里来人都是要去家里住的，何况他现在跟弟妹已经租了楼房。宾馆是姐姐李悦找朋友安排的，当地有我很多朋友，他们一直关注着我的成长。

小弟说："那我一会儿就去宾馆找你。"我坚持叫他上完班再过来。小弟说："我都两天一晚上没有休息了，一直在塔吊上工作。正好你来，我也休息一下。"两整天加一晚上，这样的工作量实在是叫人难以想象。何况小弟要在几十米高的塔吊上作业，危险性很高，责任也很大。我真的很是心疼他，为了我的采访，他还要挺着困劲不睡觉，这怎么成？我说："要不你先在我这里洗澡睡觉，醒了以后再讲给我听。"小弟说:"不用,下午要是睡觉了,晚上该睡不着了。"

小弟是农民工当中上进的那种,当初来工地,本来是有机会学习木工手艺的。可是当木匠学徒要一年多不能挣钱,只能给一点儿生活费。这样不行,家里是需要钱的。从大哥那开始,家里就一直欠外债,累积下来,最后都要小弟和父母承担最后的欠债。

好在小弟很能干,身体也好,吃苦耐劳,很快就在钢筋组干技工活了。那些年,他每年都在工地上打拼,偶尔也会惹些小麻烦。有一年跟人打架了,知道惹了祸,就去另外的工地找我。那时候我在做保管员,赶紧拿钱去帮他摆平这事。打架不是我们这样的穷家孩子干的,我们也有脾气,我们也有血性,可是想到家里孩子老人的期盼,打架不就是傻子行为吗? 从那一年开始,小弟吸取了教训,再不与人争执,更加努力工作。

小弟后来跟师傅吴喜贵学习塔吊技术。吴喜贵喜欢小弟,很努力带他,但是那个工地的老板不愿意小弟干这份工作。在建筑队,塔吊工是收入较高的工种。小弟没有办法,离开了那个工地。小弟是很能干的,很快在别的工地就成了技术大拿,收入一下就高了。他的雄心很大,很想把日子过好。

可是他的婚姻并不顺利。先是在我们老家处了一个女朋友,都相亲了,后来因为家里钱的问题,女方家挑眼。父母年龄越来越大,无力给小弟张罗婚事。兄弟们各个都自顾不暇,哪个也不能帮助小弟。小弟只好断了那桩婚事。

现在的弟妹是我们一个村的女孩,他们幸福地生活在一起,现在

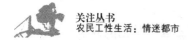
有了两个儿子。小弟挺能干的,这几年一直带着弟妹和孩子在打工的地方租房。小弟很有商业头脑,精明能干,无奈我们家底子薄,没有投资的钱,很多理想实现不了。

前年小弟自己张罗钱买了个塔吊搞出租,钱自己积攒点儿,又跟亲戚朋友借了些。我当时因为买房子也很困难,可是弟妹打电话来找我帮忙,我就从别处借了两万给小弟拿去。小弟的塔吊出租了两年,目前已经收回了成本。借的钱除了我的两万,其他的都已经还清。小弟目前的状况还是很紧张,一直问我是不是能够挺过去。我一直鼓励他,说欠我的钱不用着急,我有办法。于是,我就拼命写东西,还欠款。

建筑队就是这样,有时候包工头欠钱不还。别看赚了多少,要看给了多少,拿到自己手里的钱才算是钱。目前一个老板还欠小弟八万块钱,瞪眼就是没有。最近要给小弟一台旧车顶账。小弟特别为难,找朋友估算一下,这车最多也就值六万块钱。要过来自己还得想办法卖掉,因为以小弟现在的家庭收入情况,是养不起车的。旧车卖掉,那就等于几万块钱没有了。话说回来,就是不要车,这八万块钱也要着难。弄不好剩下最后几万块钱的时候还得赖账。

农民工现在讨薪比以前的大环境好些了,但也不是一帆风顺。劳动局也不会管很多。他们要的是证据啊劳动合同啊什么的,其实我们农民工出去打工,很多都不签所谓的合同。我们老家那片,包括我当年打工六年,都是跟着包工头出去干活,谁要提出跟包工头签合同,天方夜谭一样可笑。这就好比在我们乡村施行婚前财产公证一样,特别不可思议。人情有时候要大于法理,这是真实的现状。

老家这几年也出现这样的事情,因为女孩子要楼房,一些乡亲拼了血本,借钱,贷款,给孩子买了楼房,结果女孩子再次提出一个条件,房产证上的名字一定要写女孩的。这叫乡亲很为难,房产证上写女孩的名字,摆明了将来婚姻出现问题,这楼房就得跟着没影了。我们那儿有个老哥接受不了这样的现实,可是也不能看着孩子打光棍,一着急脑出血去世了。这样的行为其实在城市不算什么,女孩争取自己的权益也是对的,但是在乡村人眼里就是不可思议,觉得对方没安好心。出来跟着包工头打工,也多是亲戚连带着亲戚,怎么可能签署所谓的劳动合同。除非劳动部门硬性规定,到各处的用工单位统一制定合同。没有有效的监督,这样的劳动合同是很难签订的。我侄子目前在工地打工也有几万块钱要不来,老板也承认,就是没有钱给你。劳动部门也找着费劲,各种理由搪塞你,叫你自己找着没劲就放弃了。

小弟现在租房费用是一年一万,勉强可以支撑。明年有点儿积蓄以后,他决定在这里买房子。因为累积起来,十年就是十万租房费,租房的钱都够首付的了。目前小弟在工地的人脉不错,都是这些年靠自己维持下来的。小弟承包了这个工地的四台塔吊。每台塔吊每月是8000块钱,小弟自己雇用塔吊工,每月大约5000块左右,这样小弟自己就可以赚到一些钱。自己勤奋,上去多开,这样就能够省下人工费。

小弟两个孩子,都是男孩。第二个男孩,小弟不是很想要。弟妹觉得过日子过的是人,现在年轻吃点儿苦,多个孩子人丁兴旺。孩子出生以后,小弟还是很喜欢的。只是平时自己就得多干活多赚钱,毕竟孩子的花销也不小。老大小佳已经在当地的学校上学了,学习成绩

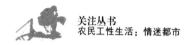

不是很好,老师警告几次了,说再考不好会拉全班的后腿。小弟很着急,可是他必须每天守在工地里,四台塔吊的工作他要协调,顾不过来孩子的教育。弟妹一个人,背着一个领着一个,负担不轻。但是他们都很乐观,说成绩不好可以慢慢提高。

小弟风尘仆仆地来了,满身的油污,机器需要不断养护,小弟懂这个技术。干了这么多年了,他知道该怎么爱护这些设备。机器是不会说话的,但是它们也有灵性,你爱护它们,它们自然也会为你好好工作。

看出了小弟的疲惫,我提议叫他先睡觉。他说这个下午都交给我,多为我提供一些素材。看他执意不肯休息,就拿起笔来开始我们的采访。小弟问我都需要知道什么。我说随便讲讲吧,讲讲我离开的10年间,现在的建筑工地是什么样子。

不愿意回家的老胡

五哥,你离开工地10年,工地发生了很多大的变化。你在的时候,水泥还分325和425标号,现在早都没有了。过去工地的吊盘彻底淘汰了,现在都是塔吊作业。机械化代替了原来的人工劳动,提高了工作效率。

过去建一栋楼,很多都得跨年,现在基本不存在那样的速度了。速度上去了,质量也不差。现在砖混的结构少,绝大多数都是框架。红砖基本见不到了,都是那种大块砖。工地也很少能够见到搅拌机了,都是现成的混凝土浇筑。需要多少立方混凝土那边就拉过来多少,快捷得很。

我们现在盖的这四栋楼,有 15 层的、6 层的、11 层的,总面积 34000 多平方米,24 天就主体封顶。这在过去是不可想象的速度。

过去的人工费低,大概占总工程的三分之一,现在不一样了,材料费和人工费基本持平了。工人不是特别好找,人力资源成为重要的一环。

我们这个工地,木工大约需要 60 人,钢筋工 20 多个,土建等算上,工地有 120 人吧。人工费现在偏高,力工供吃是 120 元一天,算是工资最低的工种了。过去在工地土建是最大的工种,现在不是那样,格局发生了变化。

力工的年龄段也跟过去不一样了。过去你们在工地那会儿,力工的年龄都是青壮年居多,现在年轻的干力工的基本没有了。都琢磨着学点儿技术工种,不那样累,也赚钱多些。现在我们工地力工的年龄段基本都是 50 多岁的,你给我打电话以后,我统计了一下,还给你算出了平均年龄是 58 岁,最大的年龄是 67 岁了。

我这个工作完全靠这么多年的人脉积累。干的工地多了,认识的朋友也多。大家都互相帮忙,机会就多些。很想在这儿买楼房,不想回咱们老家。五哥,你走出去是对的。咱们那儿什么都不出产,尤其是到了冬天就等着,人越懒还想懒。这个地方的机会多,只要勤快点儿,就能够挣口饭吃。

说起来这么多年也挺不容易的,啥事都是这样,越倒霉越点背,好事和坏事都容易扎堆。前几年我刚结婚那会儿,家里本来就没钱,偏

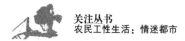
赶上那年工地开工晚，在家里待着坐立不安的。有以前的工友打电话给我，说青岛有活干，一个月 5000 块，管吃管住，就借了 1000 多块钱，坐车去了。跟那个工友就是认识，没有多想别的。人穷啥办法都得想，在家里不赚钱维持不下去。

到青岛那儿，他来接站。吃饭，却不着急去工地。跟着他的还有人，说得很好，却不着急开工干活。把我领到一个地方，一个居民区，进了那间大房子我看见很多人在里面。心里一下子就明白了，上当了，这是传销团伙。我是没有多少文化，可是我不傻，知道这玩意儿害人。不靠自己劳动就想发财，这样的好事世界上哪有。一个骗一个，都是骗认识的朋友和亲戚。

当时我心里明白，知道走不掉的。几个人跟着我，看着我，我就假装信了，制造假象给他们看。跟他们一起吃住，一起听课。有时候也跟他们交流、唱歌什么的。心里其实特别着急，待了七八天，电话也不能打回家去。终于叫他们放松了警惕，有一天趁着跟他们一起外出听课的机会，我溜走了。没敢去火车站，直接奔了码头，上了船。坐船从青岛到大连，从大连再回到了家。带去的钱都花光了，回家也不知道怎么说，特别无助。

我当时报警了，哎，那边也没有怎么管。回来也没恨那个工友。他是被控制了，到处想办法骗人。不是我大度，人到了那个时候，都有做错的可能。现在不管咋的，日子还是好了。五哥，我是不是说跑题了？你到底想知道什么？农民工的性生活？哈哈……

没跑题啊，那我接着讲。现在力工的劳动量还是很大的，工地上

班一般都是朝四晚七上下班。一天干活的时间很长,算算大约 13 个
小时还多。没有保险,也没有任何福利保障,出事的话就私下解决。
老板也认倒霉。

说老胡吧。

老胡家住在黑山,他家里不缺钱花,来建筑队打工完全是自愿的。
他家里的土地不少,都承包出去了,一年其实不少收入。他今年 55
岁,丧偶 7 年。在家里种地他不喜欢,寂寞。跟着熟人去外面找工地
干活,挺会享受的。吃得也不错,伙房的饭食是免费的,不像你过去在
工地的时候限制得死。有钱可以随便消费,老胡就很滋润,每顿有酒,
有菜,有肉。

他跟别人最大的不同是有个笔记本电脑。他不会写作,不像你用
电脑写作,他也不玩游戏,只用笔记本电脑看光盘。主要都是黄色的,
三级片什么的,不知道他从哪里淘弄来的。电脑里的片很多,每天下
班,他就放电脑,喝酒。

他感觉这是一种生活乐趣。建筑队人多,说点儿不正经的嗑啊打
打扑克啊,这种生活比家里好。他老婆死的时候他五十不到,身体还
是有需求。他来工地还有一个目的就是解决生理问题。说这个事就
奇怪了,别人都是回家解决,他反倒跑到工地来。他在村子里找不到,
村子里没有小姐。自己的儿女们都在村里,这事要是传出去儿女脸上
也不好看。世界上没有不透风的墙,这一点老胡懂。兔子不吃窝边
草,老胡是不敢吃。自己为了这事叫儿女们没法在村子里抬头,还不
如出来呢。早些年他没有再结婚,是因为孩子们小。他必须把孩子们

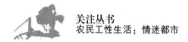

都安顿好，成个家。现在这岁数不好找了，找完了孩子们也不愿意，考虑到家里的财产问题。介绍的几个都没成，后老伴不好找啊。

老胡在建筑队停工的时候，下雨天什么的，就出去找女人。也不是啥严格意义上的小姐。他找的都不是很年轻的那种。年轻漂亮女子在工地附近也找不着。有姿色的都去了夜总会那种地方，有钱的人才能去。他有时候还带工友去，因为他路子熟了。几个人拼车去也节省钱，一般都是三十五十就能够亲热的，找个几十块钱的旅馆，干完事就走。

夏天以后，工地附近也有上门找的。都偷偷摸摸的，他们不敢跟女人走，有时候就在工地外面的树林里解决。有时候没有树林子，没有办法，就趁着夜色没人注意在路边做。听他们说这地方的女人很便宜，有时候不能真的发生性关系。女人可以给农民工用手解决，工地外面她们猖狂的时候这样喊："五块五块，纸巾自带！"意思就是"打飞机"，一次五块钱，但是不管纸巾的事情，自己要带着手纸擦拭。

"打飞机"最近也是全国一条热门新闻名词，广东佛山市南海区一理发店店主雇请多名按摩女提供"波推""打飞机"等色情服务，检方以"涉嫌卖淫嫖娼"提起公诉，但随后又以"不应当追究被告人刑事责任"为由撤回起诉，三个被告人无罪释放。后来，南海警方再次破获同类案件，但由于法律规定此类行为并不属于卖淫行为，如何处理及是否移送起诉引发争议。

检方的根据是男女双方没有发生性器官的直接接触，不能认定为卖淫行为，也不能算是性行为。这对于农民工来说，从某种意义上开了口子。既然找人"打飞机"不算卖淫行为,那就可以不用担心被抓,性压力也得到了缓解,应该算是一个好事。可是,我们想象一下这样定性的后果,夜幕之下将是一幅什么图景。对这样的"好事"而言,我们高兴不起来。

其实这是一条令人哭笑不得的新闻。就如戴套不算强奸一样,"现在的法律是有很多细节疏漏,需要不断创新立法,或出台司法解释,或出操作实务案例指导等,来让全国统一尺度渐趋严谨"。

听完小弟讲老胡,我动了见见他的念头。想跟他聊一聊,聊一聊家里的事,或者是他在外面找女人的感受。小弟说:"那你不能说你要写文章,这样他肯定不会说什么了。我就说你是我哥哥,来工地看我。"我点头说成。

小弟还是挺不住困倦,在房间里睡了。晚上醒来,他很歉意。我说你继续睡吧,不着急。小弟说,我干脆现在就带你去工地吧。

我跟着小弟去建筑队,工棚内灯火通明的。老胡不在,但是他的笔记本电脑在,几个农民工在围着看片,不是黄色的那种,是武打的。成龙在闪展腾挪打打杀杀。

老胡的床铺很干净。这个房间里住了 10 个人左右,整体看来还算整洁。我在床上坐了一会儿,小弟介绍说我是他五哥。有工友就跟我搭讪,说看着长得像。小弟找老胡,有人说刚出去。

老胡进来以后没啥话,就知道笑,笑得很朴实,看起来是很精明的那种,也没有实际年龄那么老。有人逗他:"老胡,这周打炮没?"老胡也不恼,回一句:"看你像个炮!"

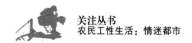
为了叫他开口说话，我故意兜圈子，介绍自己，当然不能说自己是作家来工地采访的。我说我以前也在这儿干活，大家的好感就多了起来。老胡也放松了戒备，递给我一支烟。我摆手说不会抽，他上下打量我一下。这个工地不会抽烟的男人很少。

老胡不怎么说话，对话就没有办法进行下去了。好在他的工友们各个伶牙俐齿地揭发老胡的风流韵事。老胡嘿嘿笑，偶尔会插一两句嘴，纠正说："不是胖娘儿们，瞎掰。"其他时间，他就听着，好像不是说他自己，是在讲跟他不相干的事情。

我还是忍不住问了他一句："家里不愁吃不愁喝的，干吗非得出来遭罪？"他愣了一下，说："闲的，太闲，难受。"

是啊，寂寞是叫人难受，闲的滋味也不好受。看老胡的样子，这里似乎才是他真正的家。虽然累些，苦些，可是有人说话，做伴，还可以找女人做那种事情。最重要的是据说现在的女人服务很好，他还可以根据自己的喜好不断更换对象。

我为他这样的行为担忧，我说，不怕警察抓吗？全屋子的人都笑了，有骂的，说警察不知道跟哪个女子干呢，哪有时间抓你。再说了，人家老板敢干这个买卖，公安局一定有人。

我说不能吧，干这种事的人多，还都跟公安局有勾结啊？老胡开口了，说："没人管，也不碍别人啥事。有举报的，公安局到之前就有人通知我们了。上回就是，我跟周海我俩去的，刚进去没多会儿，老板就敲门说赶紧从后门走，110 过来了。你看，都互相打好招呼了，有举报的也出警，但是老板这边总会早几分钟知道。周海拎着裤衩还不走，心疼他那30块钱,说没干完呢。老板娘是讲究人,说钱别退了,下回你再来。"全屋子的农民工都笑了,叫周海的老哥站起来说:"拉倒吧,还讲究人,我下次再去,就不认识我了。"

老胡继续为老板娘辩解,说:"周海,你也是想占便宜,叫人家瞧不起。你睡的那娘儿们跟老板娘说了,明明你都完事了。人家老板娘实事求是,当然不能叫你占便宜。我不是为她说话,人家也不容易。春天的时候,小姐不够用,咱们去的人多,老板娘不愿意咱们跑空,自己亲自上阵。"

越说越不像话了。老胡说的不知道是真还是假,尤其是那个老板娘亲自上阵的行为,叫我瞠目结舌。这叫我想起了网上热炒的"流氓燕"事件,心里真的感觉好沉重。老板娘为了赚钱,也为了不叫来的农民工白跑,亲自跟他们发生关系,为此还赢得了农民工的赞誉,唉,我不能想象那种场景。

可是,他们不出去找这些女人,不去路边"打飞机",又怎么解决性的问题呢? 现在的人们,已经彻底开放,他们在这样的社会环境里面,对性已经不再是遮遮掩掩。这些朴实的农民工,他们不直接说性,都说"打炮"。"打炮"和他们吃饭睡觉一样成为了必不可少的事情。

我记下了我在工棚里跟农民工兄弟简短的对话:

问:打炮不怕被抓吗?

答:抓住算倒霉。抓其实也为罚俩钱,交上就没事了。警察就是为罚钱,听说上面有任务,一年必须交多少罚款。

问:打完炮以后心情怎么样?

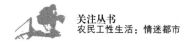

答:爽呗。

问:真爽假爽?

答:嗯。

问:再想想,还有别的感觉吗?

答:其实……其实也挺难受的,为了一时的痛快,心里头也挺那个的。

问:感觉哪个?

答:闲的。觉着对不起自己家的媳妇,还有孩子。我闺女今年过年都该结婚了,我这当爹的还在外面这样,万一叫家里知道了,心里也啥。身子是痛快了,可都半宿半宿睡不着觉。琢磨自己不是人,裆下的事也说不清楚。上来劲,还是控制不住。

问:也挺为难的。

答:可不是吗? 要是守家待地的谁扯这个? 其实说是过瘾去,哪个玩好了? 提心吊胆的,上去没两分钟就完事了。人家那老板挺讲究的,照顾我们,有时候可以30块钱缓缓劲,再干一回。

问:你们挺感激她是吧?

答:可不咋的? 她明白我们的心,有时候去干那事,也不完全是为了那事,也为了说说话。工地上累,也没啥乐呵。就老胡的一个破电脑,越看越难受。那老板跟我们很多人都干过,有时候干着的时候她还安慰我们。

问:你们说的,我都想去找她了。

答:(哄笑)可别,她下面都宽敞得能开进车了,你咋会找她那

134

样的?

问:找她聊天,我也没说干别的。

……

从工地出来,不远处就是一望无际的芦苇荡。芦苇,古人称为蒹葭。《诗经》有诗云:蒹葭苍苍,白露为霜。所谓伊人,在水一方。溯洄从之,道阻且长。溯游从之,宛在水中央……

芦苇,生于湿地或浅水,叶子酷似披针形,茎中空,光滑,花紫色。茎可造纸、葺屋、编席等。根茎叫芦根,可供药用。穗可做扫帚。端午节到来的时候,采芦苇叶子包粽子,成了民间的风俗习惯。用新鲜的芦苇叶包出的粽子,清香软糯。芦苇的繁殖以根状茎繁殖为主,根状茎纵横交错形成网状根状茎,具有很强的生命力,能较长时间埋在地下,一米甚至一米以上的根状茎,一旦条件适宜,仍可发育成新枝。它也能以种子繁殖,种子可随风传播。对水分的适应幅度很宽,从土壤湿润到长年积水,从水深几厘米至一米以上,都能形成芦苇群落。在水深20至50厘米,流速缓慢的河、湖,可形成高大的禾草群落,素有"禾草森林"之称。这叫我想起眼前的农民工,他们跟这些浩浩荡荡的芦苇多么相似,适应力强大,韧性十足,用途广泛,不管什么环境之下,他们都能够顽强地生存下去。他们的苦恼,他们的烦闷,却很少为他人多关注。风来雨去,他们像芦苇的花絮,到处飞扬。飘到哪里,就在哪里生根发芽,长成一片葱茏和茂盛。而他们浮着的根,却连着遥远的山村。而他们的内心,空落落的,没有归依感。

小弟指着不远处一个工地说:"那个工地,上个月死了一个工人,

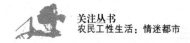

是一个电工。老板赔了很多钱。也是该着的事，平时技术很过硬的，有时候不拉电闸能够带电作业。那天天潮湿，电源开关那儿就粘连了，他被电了一下。就看见一团火苗，脚底下打个窟窿眼，人就没了。"

小弟说现在的工地条件好很多了，管理也开始逐渐人性化，不像10年前那样艰苦，但是也比不了白领蓝领什么的。因为工种差异，收入也不同。现在很多组基本都是夫妻搭档。比如木工组，都是现成的设备，直接组装就可以了，所以很多女人也能够参加劳动。现在的工地上女人比例占了三分之一还要多。

他们这个工地，一栋楼是四个单元，木工都是承包的。两对夫妻一个单元，男人干重体力活和技术活，女人打下手。下班以后女人还可以帮助男人洗衣服、做饭。最主要的是两口子晚上可以亲热。女人放心了自己的男人，男人也省得外出找小姐。

打算去他们的工棚看看，通过小弟的关系，我还可以拍照。我去的时候，他们都去上工了，工棚里没有人。宿舍也是间隔起来的小房间，虽然简陋了些，但还算整洁。顺便到厨房去看看，他们自己起火，省钱不说，也吃得相对好些。

他们一般在一个工地待的时间都不长，这个活结束马上奔赴下一个目标。现在的收入不错，包工的像木匠和钢筋组，每天都能够赚到三百元左右。砌砖的瓦匠和能干的木匠，一天赚四五百也不成问题。

条件好了，收入高了，生理的需求相对来说也提高了。

前不久，从网上看到这样一则配发图片的报道：

"6月4日晚8点半，广东佛山禅城公安组织60多警力，对佛山大道沿线约两公里的路段进行突查,抓获 13 名站街女。警方称最近气温上升,站街女现象有'复苏'。站街女就地'做生意'。白天,过百个被随意丢弃的避孕套就在草地上等着保洁员收拾。据反映,这样的情况已存在多年,保洁员大呼'受不了'。"图片显示,周边的树木上还有地上散落着很多用过的避孕套。

不是每个农民工都能把妻子带到工地来的。家里还有土地,还有老人和孩子,各种原因还是制约着他们夫妻团聚。社会明显开放了,一些低级些的卖淫从业人员,知道这些农民工其实挺有钱的。于是,各种诱惑随之而来,在工地上演绎着一个个故事。小弟说:"我一个一个给你讲。"

我说不急,你还是好好休息一下吧。小弟说:"没事,吃完晚饭咱们就开始讲,半晚上能够讲很多事情呢。有的怕记不清楚,我还拿本子帮你记了下来。"小弟是个有心人,他面前的本子上密密麻麻记着一些他要讲给我的人物名字。我知道这些都是第一手的资料,但是我不能用他们真实的姓名,下面的故事主人公均为化名。

徐德亮和李香春的情感

我们工地木工组组长是来自四川大竹的,他叫徐德亮,今年 42 岁了。他在这个地方也打工很多年了。我刚来的时候他就在这里干,那时候我 16 岁,他当时都是小老板了。不过这 10 多年过去了,他发展得不是很快,混得不算好,好像还在原地踏步一样,忙忙活活的没啥起色。

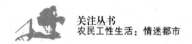

十几年前就有车有房的，手下的工人几十人。承包几个工地，不知道这些年咋混的，车虽然也有，但是变成了三手夏利。房子也整没了，在外面租房，有时候也来工地混住。找个地方，隔出单间，拉着行李就来了。

他人挺憨厚的，讲义气，办事也准成。没好意思问他落魄的原因。他要面子，喝酒啥的抢着埋单，在东北待的吧，分不清楚他的性格了。徐德亮不去嫖娼，吃点儿喝点儿行，他有自己的一套理论。他认为钱这东西——"吃全得，穿二八，赌对半，嫖全搭"。有钱吃了喝了，是人全部所得，营养全部被人吸收了。穿衣服这件事情，还有一点是穿给别人看的，不光是自己暖和了好看了，也养了别人的眼睛。赌博这事完全是靠运气，一半输一半赢的概率。唯独不能好上嫖娼这道，这是无底洞，有多少钱会搭进去多少钱。

我们这些常在建筑队打工的，经常在不同的工地遇到。去年，我打工的那个工地木工是他承包的。我去的第一天就看到他了，乐颠颠地开着他的三手夏利车，先是把自己的行李拉来了，叫工人帮他在大通铺的屋子里给他隔出了一间小房。他说要带媳妇来住，说这么多年媳妇都在老家种地照顾老人，老人前年殁了，孩子也上了大学。媳妇就说来工地帮他管事。

大家也为徐德亮高兴，觉得夫妻团聚是好事。没几天他开着三手夏利真的把媳妇带来了。那女的长得挺好看的，长发，也不矫情，见人说话也随和。白天就去工地打下手，快到吃饭的点就回来做饭。他们木工组几十人都是她一个人做饭。她做饭也仔细，在水池子那儿洗菠菜,一遍一遍地洗。我们在工地吃饭,有时候一碗菜不能吃干净,碗底都是沙子和泥。说得有点儿夸张,你别笑。伙房大多数没有认真的,不卫生。

工人吃不好也"鼓包","鼓包"就是造反的意思。老白头做集体伙食的时候,他下班就得把菜刀铲子什么的炊具全部带走,因为农民工们都恨他,怪他太听老板亲戚的话,使劲克扣工人的伙食。他一眼照顾不到,农民工就把他菜刀偷走扔掉。

徐德亮这媳妇在工地干得不错,大家都叫她嫂子,她不答应,就微微一笑。徐德亮那些天很少出去,总守在工地,有时候还帮媳妇干活。大家伙儿看着他们挺亲密,尤其是到了晚上,徐德亮就在他的房间里大展身手。农民工们都很纳闷,觉得徐德亮是焕发第二青春一样。有时候工人半夜出去撒尿,还听到屋子里徐德亮和媳妇有动静。大家也都笑笑而已,想必是老徐这么多年一直压抑着,可算是拨开日月见晴天了,折磨就折磨吧。人家是正式的两口子,咋干也不过分。

问题是一个月以后,徐德亮收拾了一下行李,卷吧卷吧塞三手夏利里拉走了。大家伙儿不知道怎么回事了,是不是两口子闹矛盾了?还没等缓过神来,发现外面来一个男人住进了徐德亮媳妇的那间房子。对了,我想起来了,徐德亮的媳妇叫李香春。

去李香春房子里那男人后来没走,就在工地干活。我们都去看过,他们屋子里衣服竿上挂着那个男人的裤头,还有李香春的内衣。错不了,李香春跟徐德亮闹崩了,跟这个男人好上了。大家开始也不知道咋回事,都不敢说。后来才知道,那个男人是李香春的丈夫。人

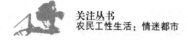
家亲口说的,俩人还成双成对地出入。夏天穿得少,那男人揽着李香春的腰,去外面的超市逛。

大家伙儿这才知道,这里面其实没徐德亮啥事。老徐照样每天开着三手夏利来工地,有时候也在工地吃饭、喝酒。有几次还跟李香春的丈夫在一个桌子上喝啤酒。俩人搂脖子抱腰的,不知道咋处得这样好。工人们私下里就说他们是亲戚,说得很难听,说是一个床上的"连襟"。

工程结尾的时候,我跟徐德亮喝过一次酒。他那天说了实话,他跟媳妇其实感情一直不和。以前他攒了不少钱,在这个城市买了房子。开始他不喜欢出去嫖娼,觉得干那样的事情肮脏。生理正常的男人应该有夫妻生活,但不是靠拿钱这样去交换。徐德亮挺注重感情,跟当地的一个女人好上了,跟那女人过上了。那女人野心很大,跟他一起开过饮料厂,钱不够,还贷款,把房子也抵押了。结果,饮料厂破产,剩下一堆破烂机器,弄得徐德亮一败涂地。那女人也不跟他好了。再回老家,媳妇早都知道了他在外面有女人,不搭理他,结果他是鸡飞蛋打,就只好在外面继续打工赚钱还欠下的外债。

好在他还有手艺,靠着这些年积累的人脉,还能够在工地承包点儿活计。李香春是他新认识的,开始说没有家,俩人好上以后,才说实话。后来丈夫来电话,也要过来打工赚钱,李香春没有办法,只好跟徐德亮说了。徐德亮先是发了半天蒙,不知道怎么办。有点儿舍不得李香春,可是人家原配来了,也只好倒窝给人家。徐德亮也是敞亮人,绝不纠缠李香春,就这么给腾出地方了。

这件事情挺滑稽的,在工地上大家也议论。李香春的男人也不是没有耳闻,不过他啥事没有一样,一直在工地老老实实干活。后来的工人们看不出李香春和徐德亮有那么一腿。他俩也挺能装,该干啥还干啥。

五哥,你要是感兴趣我可以领你去见见徐德亮。

我笑了,说:"我想看看李香春,想知道她心里咋想的。"小弟说:"她今年不在工地,跟丈夫去别处打工了,跟徐德亮就是露水夫妻,住完拉倒那种,她不会在意这段情感的。"

我一直不愿意相信小弟说的是真的。作为人,怎么会不在意情感呢?就像风从沙地上吹过,是有痕迹的。即使后面的沙浪掩盖了前面的沙痕,但是沙地的内心会记得,那阵风是来过的。情感其实也是一样的,在你生命历程里出现过的人,你们刻骨铭心地好过,即使走了,即使离开了这个世界,但是他来过的事实不会改变。情感似乎像一阵风一样没有踪迹,但是在每个人的心底,我相信会有永远抹不去的印痕。

路边的小酒店不少,今天晚上就在这儿吃饭。小弟一直想攒个酒局,拉他那些哥儿们过来一起喝酒聊天。这倒是一个好机会,我说:"我想知道你师傅的情况。"

小弟说:"正好我师傅这几天在这边住,我喊他过来。"小弟翻手机通讯录,很快就拨通了吴喜贵的电话。

乡村黄色光盘事件

小弟的师傅叫吴喜贵,他家住的地方比我老家还要偏僻。从我老家那儿下车,走七八里的山路,他家就住在那些大山深处。吴喜贵体

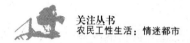

格健硕，很小的时候就去建筑队打工，很快就成为了塔吊工。他有两个特点：技术过硬，酒量惊人。

人和人有时候就是对脾气，小弟和吴喜贵就是。吴喜贵脾气暴躁，在工地时常打架，却欣赏小弟。小弟那时候在干钢筋活，工资不是很高，工期也相对来说时间短。小弟想学习开塔吊，吴喜贵是顶着压力的。因为老板怕拖延工期，不愿意叫吴喜贵带徒工。吴喜贵不在乎，死活带着小弟开。

小弟那时候也不怎么喝酒，每次都是师傅自己喝。有时候过年回来，吴喜贵骑着摩托车到家里做客。不管几个菜，都能够喝得很好。他妻子跟我们家还有点儿远亲关系，拐弯亲戚论上，大家又近面了不少。

有一年在工地，我是那个工地的保管员，吴喜贵开塔吊，他妻子也在这里。两口子住一块儿，下班有时候出去喝酒，有时候跟工友打麻将。看着挺亲热的，为出一张麻将牌，两口子还一起商量。

没有想到那年冬天回家，听说吴喜贵在闹离婚。吴喜贵两个女儿，都不大。为了离婚这件事情，吴喜贵把那辆摩托车都给卖了。我感觉有点儿不可思议，挺好的家庭怎么会闹成这样。

问小弟，小弟当时也含糊不清。摩托车还是小弟帮助卖掉的，吴喜贵拿了钱离开了大山深处的家，再没有回去过。听说他跟另外的女人住在了一起，拒绝支付俩孩子的抚养费。

他在我们老家的名声不好，陈世美在民间是臭名昭著的，他现在就是这样的结局，老家不敢回。其实他也不需要回去了，在外面有了女人，也有了家。他现在是我们老家那边的反面典型，谁都拿他举例子。

小弟跟他的关系还是一如既往的好。早些年,俩人也在一个工地合作过,共同开过一台塔吊。后来吴喜贵的身体大不如从前,联系的活不多,有时候需要小弟给介绍工作。再后来,听说现在的媳妇不叫他继续做塔吊工了,因为怕危险出事,把他带到外地去了。两口子在那里租房,打工,吴喜贵在一家洗车场做洗车工,听说工资两千左右,收入跟过去没有办法比较。

小弟去年去辽阳打工,是朋友的活,临时需要一个塔吊工,一个月左右完工。正好吴喜贵的前妻在那里一家砖厂打工,小弟特意赶去看望了她。她还是独自一个人,大女儿不上学了,辍学打工,小女儿还在上学,家里老人带不动孩子,只能她打工到哪里带到哪里。

砖厂的活挺累的,码砖坯子,都是计件工作,不过还算稳定。她还是一直一个人。说起师傅吴喜贵,有时候她还掉几滴眼泪。她是一个可怜的女人,把自己的全部交给了这个家和这个男人,可是这个男人没有能够成为她的依靠。背叛她,离开了家庭,她只能独自承受着这一切。感情的事情说不清楚,原来在工地上俩人恩爱的一幕一直留在我的脑海里,怎么就会那么短的时间之内劳燕分飞?

眼下,吴喜贵就坐在我的对面,笑着问我喝白酒还是啤酒。我们也很熟悉的,他在我面前一直自称大老粗,其实是对我写作的敬畏。我开门见山地说:"今天请你喝酒,其实是想问问你跟前妻的事情。你愿意的话,就跟我讲讲。不愿意,我也不勉强。"他愣了一下,沉默,抬头说:"大家伙儿都说我不是人,我认了,不想辩解,也不知道跟谁辩解。我

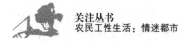

能说啥？我就想为我自己活着,这有错吗？我是自私,那造成我自私的原因就全在我这儿吗？我要是有钱有势,也不至于走这一步。"

听得出来吴喜贵的满腔愤慨。他有一肚子的话要说。我顺着他,叫他说说他的婚姻。

吴喜贵抽烟,烟雾缭绕,咳嗽几声。现在他的身体不好,可能是以前开塔吊熬夜过度劳累所致。

吴喜贵说:"我从头叨咕我的事。这点儿烂事,我也觉着磕碜,不爱说。你写吧,我不在乎。今天听说你来了,你不来这酒我也不过来喝。说说我心里也痛快,你这文化人,也给我评评理。我们家跟你们家一样,都是哥儿们多。爹妈也没有大本事,就靠着那点儿地出产。哪有钱？咱都不怪爹妈,给咱们生命就不赖了,还想咋的？我当初结婚的时候心里就不咋乐意,我这辈子就想,不管自己媳妇长得好赖,得对自己心思,自己心里喜欢才好。那时候,年龄小,也不懂啥叫爱情。媒人给介绍媳妇,家里大人巴不得剜到篮子就是菜。我爹妈问我同意不,说人家是过日子的人家。孩子体格也好,能干活。我能说啥？我那样小,也不知道咋说。过日子一辈子的事情,体格好就啥都好了吗？可能咱们那儿的人家都是这么过日子的,根本不考虑别的,就这么糊里糊涂结婚了。结婚啥也不懂,钻被窝,有了那事,还没有品出新婚的滋味,媳妇就怀孕了,然后就是生孩子。家里日子也难,我们家还有弟弟,也要说媳妇,我就得给倒窝,腾出房子来叫我弟弟结婚。张罗钱,盖了房子,累臭死,赶紧出去打工赚钱。一年到头就是拿钱回家还有饥荒、置办房子的事情。房子的事还没完,我老爹又得病了,几家摊钱治。老爹的病还没治好,媳妇又怀孕生了老二。媳妇老觉得我重男轻女,非要再给我生一个孩子。我不在乎那玩意儿,生几个不养老能咋的? 我心里真想得开,媳妇想不开,她觉得我对她不好,就是因为她没生儿子。结果,她自己做主偷着把避孕环摘掉了。二丫头来得不是时候,越口渴越吃盐,日子紧上加紧。咱们打工挣这点儿钱好干啥? 年年挣,年年光。她出来跟我打工,也不行。在这惦记家,在家不放心我。我开始也不想这样,可是都是老爷们儿,那点儿事真挺难扛的。说老实话,我其实回家也不爱做。我媳妇是传统人家的,干那事一点儿激情也没有。有一年我从工地淘弄回两本黄色光盘,看一半就跟我急眼了,逼问我咋照的那几个人,连哭带喊的,还回家找她俩哥,把我一顿揍。看片是增加感情的,感情没增加成,还把我脑袋打个包。我也是脾气不好,把她俩哥也打了。我们两口子的事,你说你们掺和啥。这不,我大舅哥他们跟我就结仇了,年年一在一起聚会喝酒就干仗。有一回我老丈人过生日,还把桌子踹了。我是真来气了,这事你们在桌子上跟我掰扯,一点儿面子都不给啊。录像也不是我录的,他们是哪儿的,我能说明白吗? 也该着倒霉,那盘录像开始是一男一女,后来出来不少男的女的一起干那事。我事先也不知道里面演的是啥,就听卖碟的说是那事的。也不能现场看完了再买,谁知道拿回家惹了这么大的麻烦。打完以后,都老实了。再去我老丈人家,都互相错开。这事都怪我媳妇,我拿黄片为了啥啊,一年到头也没有几回这事,我是正常男人,咋就不能好好享受呢? 孩子我都安排好了,都给送她奶奶家去了,就剩下两口子,看这片两人好好亲热亲热。她看着看着没来劲,

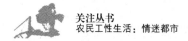
反倒跟我急了,说我在外面花花肠子,整得我浑身是嘴也说不清楚。还说看着恶心,都是牲畜干的事。打这以后她就开始防着我,觉得我在外面不学好。回来有什么需要商量的事情,专拣两口子亲热办事的时候说。我要是不答应,就冷了脸给我看,问我,行吗? 不行你就下去,行的话就接着弄。"

吴喜贵说得很愤慨,我接不上话,只能倒酒,继续喝。

吴喜贵说:"感情没有,一点儿共同的话题也没有。其实谁都别装,可我们村子,好多好多人家,还不都是凑合着来。中国别处我不知道,就农村,就咱们那块儿,十家有八家半的夫妻就是将就。不将就咋整? 孩子老人的,打离婚打不起。你看电视上演的,演员啥的咋离婚那么多,一点儿都不奇怪,人家玩得起。没有感情了,在一起干事干得不高兴了,就离开,换一个继续找激情。她们家以为我也得服软,我就不。我这个人生来就是犟种那伙的,就不听那一套。关系整得僵。我在外面就开始有女人,开始就是撩闲,弄弄,解决一下拉倒。后来就遇到了郑芸,人家是真心的。不怕你们笑话,我跟郑芸在床上弄一晚上,够我结婚 17 年弄的了。睡觉办事这事,其实不在于办了多少回,而是办得舒服不舒服。郑芸我俩第一就是办事在一起感觉好,有话唠。她对我好,不怕丢人,我前面的媳妇,接吻都不肯,就说唾沫脏。现在我们是过得不咋好,我身体不行了,毛病不少。郑芸舍不得我继续爬塔吊干活,自己也出去打工,我俩在一块儿吃糠咽菜都感觉香甜。"

我问:"那孩子的抚养费你从来不付,这事做得不对吧? 她一个女人家,凭啥给你抚养俩孩子? 这事,你心里就没想过吗?"

146

吴喜贵点头说:"这事也有前因后果。我媳妇是没想到我敢离婚,跟我要六万块钱,憋坑。叫我净身出户,房子、山和地都归她。孩子我想要,她不给。俩孩子她都要。大丫头不念书了,自己也能够打工,过几年找婆家结婚走了。其实就剩下二丫头念书,我啥都没拿走,还叫我掏钱,我搁啥给? 不管咋的,也是我孩子,这个到啥时候都不能改。现在我一个月两千不到,租房就一千多,乱七八糟的下来,其实就剩下郑芸打工那点儿钱,我咋跟她说? 叫她给我钱,我养活我孩子? 我们家地多,老爷子老太太的土地也归我们家种呢。这几年大苞米不少得,一年最次也能够卖一万五,现在粮食贵了。她们娘儿几个在家够过。我离婚的时候家里的存折我没拿一分,又给她六万,还想咋的? 这六万我是咋来的? 摩托车我自己都卖了,出来累死累活地打工。最后差两万实在凑不上了,郑芸把自己的两万拿给了我。反正我现在是陈世美,猪八戒照镜子里外不是人。她倒成了好人了,都说她好。"

吴喜贵说完,我们都沉默了。听他这么讲,我也无法指责他。因为出去打工,因为一点儿性的要求,最后导致了婚姻和家庭的破裂。小弟说吴喜贵的前妻其实特别爱吴喜贵,离婚是吓唬他的,没有想到假戏真做,吴喜贵毅然离开了家。她的心里其实装不下别的男人了,所以一直一个人过日子。她跟吴喜贵离婚以后,也有很多介绍男朋友的。无奈,她不想再次走进婚姻,在她的心里,还给吴喜贵留下了位置。而吴喜贵这个男人,他仅仅是勇敢追求属于他的幸福,但也触犯了传统的道德伦理底线。身败名裂不说,他自己的内心,其实也是受到了极大的伤害。

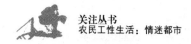
　　听小弟说，吴喜贵前妻的生活简单枯燥劳累。她一直坚信，吴喜贵总有一天会回来的。在这件事情当中，没有谁是胜利者，双方的家庭、孩子、老人，因为这次变故受到打击，生活因此而改变。我能够想象吴喜贵前妻的生活状态，她到现在为止也感到自己委屈和无辜。在乡村，还有很多像她一样的女人，她们不能接受现代社会的一些新鲜事物，受不了那些刺激和新奇。就像不能看那些赤裸裸的黄色光盘，不能接受女人还可以在床上如此开放。她们觉得不雅，觉得太贱。她们觉得这不是纯真的爱情，男女之间是不可以这样淫荡和无耻。我能够理解她，是因为我的妻子也是这样的乡村女人。作为丈夫，不迁就不呵护，就等于把她们推向生活的绝境。她们真的是无辜的，虽然她们纯洁得有些愚蠢。

　　很多事情错过就永远错过去了，情缘也是如此。吴喜贵在外面承受着没有性的生活压力，那么他的前妻其实也是一样困惑。只不过，作为一个没有多少文化的乡村女人，她不能接受那些不堪入目的镜头而已。他们之间婚姻关系的破裂，不能简单地归结于性，就是没有那次黄色光盘事件，他们的情感也是非常脆弱的。

　　因为缺乏爱，婚姻关系完全靠性来维系。当性在文化差异不同，人的理解方式不一样，时间和空间环境恶劣的条件之下，原本就岌岌可危的婚姻情感关系一下子就濒临绝境。

　　面对吴喜贵，我真的不知道该怎么评价他。夜色阑珊，我们在小酒店里喝酒，彼此都有心事。我想跟小弟说，下次再见到吴喜贵的前妻，叫她别再等了，就是望穿了秋水，也等不回你想的男人了。有时候爱情和婚姻就是一个上天开的玩笑,没有谁对谁错,张爱玲说,爱就是不问值不值得。

成果——工地上另外一个我

我来工地的消息,成果是知道的。他几次打电话给我,想约我见面。小弟正好要去工地上班,我就预留出时间,通知成果来找我。记得一位名人说过这样的话:"理想并不是一种空虚的东西,也并不玄奇,它既非幻想,更非野心,而是一种追求真美的意识。"在我和刘成果的人生经历中,梦想是支撑我们奋斗和努力的最强大理由。

认识刘成果,是去年参加省群众艺术馆的一次活动。说起来,我能够参加那个全省群文系统的小戏小品研讨会也挺尴尬,举办方并没有事先邀请我参加会议。厅长是我话剧最初的发现人之一,她觉得我应该参加这次群文系统最基层作者的作品研讨会,觉得我是励志的典型,也应该传授一些心得体会给大家。

厅长是叫我跟大家交流的,但是主办方留给我的时间只有几分钟。几分钟时间,我怎么讲?讲什么?讲创作技巧肯定不行,只能讲我的一点儿成长体会,讲生活和创作的关系。

几分钟讲完,我发现刘成果站了起来。他在那个会场里面显得鹤立鸡群。我这样说,是因为他的朴素,土得掉渣。黑瘦黑瘦的样子,说话也腼腆。我一瞬间产生了幻觉,似乎看到了10年前另外一个我。

他就是刘成果,简单粗粝的性格,不苟言笑的模样。他要我电话,跟我说:"李老师,我们是老乡。"我不让他叫我老师,问他在哪里工作。

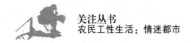

因为是群文系统的作者作品研讨,我猜测他一定是哪个市县群众艺术馆的创作员。想不到他说:"我没有工作,我是瓦匠,在建筑队打工。"

油然而生的好感,眼前的刘成果,就是几年前的我。那时候,我也在这座城市的建筑队打工,摸爬滚打了六七年。想不到,我们是擦肩而过,我们曾经在同一片土地上打拼过,为了共同的梦想,苦过,累过,也奋斗过。

来不及多说,彼此记下电话号码,从此我开始注意他的创作。那次作者作品研讨会,刘成果是最大的亮点。当然,这跟他特殊的农民工身份也是有些关系的。他的作品进入了一些专家和著名编剧的视野,得到了展现的机会。我真心为他高兴。我骨子里的底层情怀一直在告诫我:走到了生活的阳光处,要想想我那些怀揣梦想却始终不得实现的朋友们,他们的世界还是一片阴暗。我跟刘成果说,需要我的地方,我一定尽力。

但是我的能力实在是有限的,我的声音也是微弱的。

刘成果后来不断给我寄来他写的作品,有文学作品,有小戏,有相声,有快板。他很勤奋,这么多年来写了很多作品。有的作品虽然还有些稚嫩,但是生活气息浓郁,语言幽默俏皮,故事也生动感人。这期间,他有个奇怪的做法叫我很不解。他跟我说:"作品你帮我推荐吧,算咱俩合作的。"我注意到了,他把我的名字写在了前面。

这叫我很费解:你的作品,我为什么要署名呢?假如我介入了作品的创作,那必须要署名的,可是,我一点儿劳动都没有,我凭什么剥夺你的劳动果实呢?后来,我才知道这跟刘成果的打工和写作经历

150

有关。

刘成果是 1965 年生人,大我几岁。我跟他其实一直在一个城市打工,只是互相不认识。直到我离开打工的城市,成为了作家,成果才在农民工当中知道了我的事情。成果在工地也干了十几年了,他是瓦工,专门干砌砖的活。现在的人工费涨价,成果的手艺不错,收入挺好的。不过,钱不好挣,需要付出很多汗水,最主要的是成果的理想不是做好一个瓦匠,他跟我一样,热爱创作。

成果刚在建筑队打工的时候,主要写戏剧小品和曲艺方面的作品,因为接受不到其他学习的机会,只能从电视晚会上看演出的小品。他感觉自己也能写,就在打工之余写啊写。没有地方发表,也没有人给演出,但一直自己坚持着创作。那时候,刘成果写完一个作品,就到处找人。后来的一些作品,刘成果发现都被别人署名发表或者演出了。据说,一些老师就是这样干的。找我看作品,主动把第一编剧的署名给了我,想必就是那时候坐下的病根吧。

今年,某市群众艺术馆聘请我去授课,都是刘成果陪着。一下车,他就等在那里。本来不重的包,被他死命夺过去,这样的"殷勤"我简直受不了,我差点儿跟他急眼。他是谦逊的,一口一个老师叫着。我心里别扭,晚上的时候,跟他明确了三件事情:第一,把老师的称呼改掉;第二,作品我是高低不能署名的;第三,我们做好兄弟吧。

这三条,刘成果都答应了。

这次授课,我讲得不好,但是我知道刘成果是最大的受益者。因为我们共同的经历,相同的情感,使我们走得更近了一层。我们在一

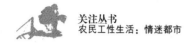
起谈创作,谈生活,情谊深厚。

刘成果的作品接地气,都是来自他的生活感悟。这点,我们创作的素材来源是一致的。他编剧的小品,经过专家的指点,今年代表辽宁参加全国赛事的角逐。他不是专业编剧,却一路过关斩将,在全国几百个参赛作品里脱颖而出,进入最后的决赛。

小品复赛的地点在外地,我也不知道关于刘成果作品排演的具体情况。但是,我接到了刘成果的电话,他在电话里说:"李铭,我只能找你了,你知道小品的演出情况吗?"我拿着电话,理解他的心情,我说,这事交给我,我一定帮你打听。

这部小品的演员有一位是我的好朋友,我有她的微信,紧急呼叫她。听着她把现场的情况描述给我听,我添油加醋地再发给刘成果。我知道,在遥远的建筑工地上,有个男人他一直等待着消息。小品剧本演出了,他在意这样的荣誉,在意自己的作品在全国观众面前展示。看着他发过来的短信,感谢我的帮助,我的眼泪再也止不住地流了下来。在遥远的工地工棚里,有个男人彻夜不眠,他需要这种精神的激励和慰藉,他需要艺术的润养。我能够感受得到成果的那份虔诚和感动。

7月底,我终于在文化部的网站上看到成果写的小品成功进入决赛,第一时间打电话通知了他,我们都是一样的惊喜和高兴。

刘成果有什么好的消息,会第一时间告诉我。他的努力和才华,得到了一些老师和贵人的相助,他希望得到一个能够专心创作的工作,做一个专职的编剧。他后来真的被调到教育部门去了。

但是好景不长,刘成果在那个单位没待上几天,因为编制解决不了,没有人给他兑现工资。还有,随着刘成果有了些名气,遇到的问题也越来越多。

我能够理解刘成果的境遇,在这样一个靠关系办事的时代,刘成果的劣势很明显。他不会说好话,不会喝酒抽烟,也不懂请客送礼,很多事情沟通不了。人实在,在底层的时候还好,大家在心里都有同情分,不会在意和计较。可是当你有了一点儿成绩和影响就不一样了,大家都是看着你的缺点。文化圈的水深着呢,文人相轻的问题也很严重,刘成果怎么能够理顺得了?有些老师之间的关系不好,殃及了他。张三跟李四不好,张三是你的老师,你就不能跟李四来往。你跟李四来往了,张三就跟你翻脸,说你是李四的人。李四听说你是张三的学生,也跟你不来往了。成果面对着这些逻辑有点儿发蒙。

有时候他给我打电话诉苦,我也只能苦笑。有什么办法呢?当年我也是这样走过来的。

剧协前不久举办小品研讨会,我第一时间把刘成果的作品报送上去了。他感谢我幕后所做的努力,我们用自己的智慧和汗水,铺就了一条奋斗的道路。不管我们写得怎么样,不管我们落魄到何种程度,我们都不会为家乡、不会为自己丢脸的。

经过一番挣扎以后,刘成果离开了那个教育部门,重新回工地干活去了。我去盘锦的建筑工地采访,跟刘成果再叙一晚。没有别的办法,暂时只能是这样。白天砌砖,晚上写作,这就是刘成果目前的生活状态。

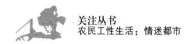
他说："在工地干活是累点儿，可是心里舒服、踏实。以后就边打工边写小品吧。"我什么都说不出来，只能默默地看着我的好兄弟。从一种纠结的情绪里走出来，刘成果感觉到了解脱和轻松。人没有了欲望，才会显得平静和安宁。而他以后的路又会是什么样子呢？

刘成果是有创作热情和才华的，他的小品去年参加了市电视台的春晚。他的作品被众多的资深编剧和专家看好，省文化厅和省文联都开始关注他的创作。

他渴望有一份安稳的工作，可以专心写内心的文字。

没有绚丽的舞台，只有简陋的宿舍，没有最好的音响，只有啤酒和劣质香烟。赤膊的农民工兄弟，发出了他们自己的嘶吼。关于生命，关于人生，沧桑质感，我们从他们的歌喉中听到了太多的心酸和感触。观众潸然泪下的不是他们的唱功有多好，而是他们用生命在吟唱的勇气。这是"旭日阳刚"带给我们的感受。而刘成果同样在脚手架上释放着属于自己的青春和力量，他是我们自己的"旭日阳刚"，他在用自己的朴实和坚韧演绎着生命的辉煌。

我把他的简介打印了三份，一直想帮他推荐。当时我们省直有家院团需要招聘文案，先前我介绍了一个女孩子去工作，院团可能还想继续招一个。我想到了成果，但是拿着简介的时候我再次犹豫了。院团给的工资是按照中级职称的，前面那个女孩子是3200元，成果也只能是这个数字。那么还有租房、吃饭，去除一下，成果没有多少钱可以剩下。还有，院团虽然是艺术团体，但是招的不是创作剧本的人，他们要文案，成果的创作没有办法保证。成果年龄比我大，这样也存在劣势,一个单位就是破格招聘你进入体制,因为年龄大了,干不了多少年就退休了。

我把顾虑说给成果听,成果也说特别矛盾和挣扎。因为成果在工地打工半年,就能够纯收入六万,然后剩下的半年时间,完全可以回家写作。如此一权衡,我尊重成果的选择。成果说:"要不,先别推荐了,我在工地干一段活再说。"

如此这般,成果就一直待在工地干活,写他的小品。

10年前,我在一个城市的建筑工地打工,现场听了马季先生的一段相声。

记不清那次演出的主题了,好像是那个城市的一个隆重的节日,要举办庆祝活动吧。要来的演艺界明星不少,提前半个月就在那个城市传开了。我在建筑队里做民工,没有想到自己能够亲临现场去看演出。

看演出的过程很曲折,也很惊险,原因是我没有票,是"熟人"带进去的。那次是大哥带着我进去的,大哥告诉我,进去别慌张,外面看门的是武警,他们验票,因为有熟人会放我们进去。里面维持秩序的是警察,他们一般不会查票。果然,"熟人"把我们放了进去。那是我第一次在现场看演出,既紧张又兴奋,里面灯光刺眼,眼睛看哪儿都不赶趟似的。

我从工地刚下班,穿的衣服很土,一进去自己心里就有了强烈的自卑感。全场上万名观众,我知道我穿的是最不好的。因为没有票,我不知道应该坐哪儿,环顾四周的座位,都是黑压压的观众。就在这

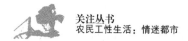
个时候，一个警察冲我走了过来，大声喊我："赶紧往里走。"我大哥拉着我就往观众席上走，我一直没有敢回头看那个喊我的警察，生怕被他识破。

找个座位坐下来，心里一个劲打鼓。屁股还没坐稳，就有一个女人拿着票到我跟前，说："这是我的座位。"我脸一红，赶紧站起来把座位让给她，往里坐了一个位置。就这样，不断来人认座位，我不断站起来让座，直到我到了那排最后一个座位，终于无处可去了，我往外走，要路过那些认座位的人，他们要蜷着腿给我让地方，有的很不情愿，用鄙夷的眼光看我。那天的演出火爆，场内没有几个空座位，我只好躲避着警察，到了最高处最后面的位置坐着。

现场掌声和笑声不断，可我知道，那些欢乐其实不属于我。我是一个没有买票的看客。主席台前排请进来的都是戴着红花和绶带的老人，他们精神矍铄，白发苍苍，他们是这个城市的建设功臣，或者是劳动模范。开场是领导讲话，全场还起立唱了《国歌》，我在最后一排，一边唱着，一边躲避着警察查票，担心有人拿着票朝我走来。

终于宣布演出开始了，场内的灯光暗了下去，我也不用担心座位会被别人认走了。都是知名歌星，都是著名演员。除了现场的感觉不一样，节目其实没有什么新鲜变化，比如巩汉林和金珠的小品，其实是临时拼凑的，没有任何新意和值得期待的效果。

马季先生的节目是整场晚会的压轴节目，搭档是刘伟。他们说的都是老段子，节目都不陌生。比如马季先生的开场白，永远都是那句"这回见着活着的马季了"。他们的相声我差不多能背下来，说完一段,观众的掌声太热烈,马季先生回来再说一段。马季不愧是大师,段子说得很精彩,可惜的是没有新的段子,以前我都听过的。表演完第二段,马季和刘伟在强烈要求再说一段的喊声中谢幕了。

整场演出我一直不说话,在后面静静地看着。我大哥发觉我不对,问我咋的了。我说了一句莫名其妙的话:"哥,我写的节目比他们演的那个好。"前排几个观众一起回头看我,我赶忙闭嘴。

从剧场出来到我打工的工地还有很远的路程。开始拥挤的人流逐渐稀疏,最后只剩下我一个人了。走进荒凉的工地,我在一片黑暗中摸行。突然,我就有了想哭的感觉,心里头不知道哪里来的委屈,再也无法抑制,我在黑暗里痛快地哭出了声音……

是马季先生的相声把我说哭了?

后来,我真的在建筑工地上写了段相声,名字叫《枣为媒》。投寄给了艺术馆,一下子被选中打算发表在内刊上,老师已经通知我了。后来,还是因为其他原因,临到印刷厂的时候被别的作品替换了。以后,我没再写相声,这部稚嫩的相声手稿至今我还保存着。

以后的条件好了起来,我到现场看过很多次演出。每次坐在座位上,我都会想起那次看马季的相声演出,想起那个坐在后排敢给马季写相声的我来。在灯火辉煌中,我看到一身劣质服装的我,在哭着听相声……

成果显然对我的到来感到很惊喜。他人看起来也愈加精神了。从一种挣扎的姿态里面走出来,成果明显感觉到了轻松。人没有欲望以后,才能显得安宁平静。很遗憾,成果没有借着自己作品的演出重

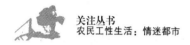
复我的幸运。我的故事没有能够在他身上复制，他还有很长的路需要继续走下去。那天晚上，成果在宾馆住下没走，我们俩一直聊到很晚。说着说着，就进入了我这次来采访的正题。成果披衣坐起，给我讲了他在工地遇到的真事。

因为信任，成果对我说出了他的故事。

现在工地上这样的事情多着呢，我们管这叫"铁子"，大家离开家时间太长，基本都有自己的"铁子"。当然"铁子"的性质也有很多种，什么类型的都有。有些是纯粹为了生理需求，在一起亲热，性伴侣比较固定。有的是出去嫖娼那种，做完事情没有任何牵绊。花钱解决生理问题，家里人也不知道。

我肯定不是这两种，我家孩子都该结婚了，这样乱搞，传回去丢不起人。再说，那样的事情，要是没有感情存在，干了就是堕落。我其实挺内向的，不愿意跟人提起这事。这种事要是别人知道了，不光我一个人没有办法做人，她怎么办？还有我家里的媳妇对我也很好，她从来都不怀疑我，这叫我心里一直感觉愧疚，真的，老愧疚了。

事情还是发生了，她是我在工地上认识的。不仅仅因为性需求，还有她对我的欣赏。因为干活休息的时候，她打开了我的电脑，看到我写的东西。她年轻时候也喜欢文学，没有想到我能够写文章写小品，她就高看我一眼，对我特别关心。有时候她回家做饭，做好吃的给我带来。一年秋天，她还给我织了件毛衣，我穿上以后暖和，心里特别感动，感觉有这样的女人关心是幸福的事情。

就这样，我俩越来越好。还是在小旅馆好了。整个过程，她都显得很激动。她求我不要抛弃她,她不干涉我的婚姻,只是不要拒绝她的好。面对她的热情,我没有办法拒绝,何况我心里其实也挺喜欢她的。她长得一般,但身材很好。年轻,有活力。我后来还是害怕了,我总担心纸里包不住火。她就一再保证,一定小心保密。可是我回家以后不行,晚上跟媳妇在一起心虚。有时候睡觉会惊醒,回到工地跟她说,她就哧哧地笑,说我是好男人,更加地关心我了。

一晃这种关系也保持好几年了,暂时没有什么事情。我们这个年龄,也不是小年轻的时候了,知道冲动不好,心理也成熟了。有时候我心里还是自责的,自己热爱写作,怎么可以这样堕落!可是现实又是很残酷的,在工地,我的确太孤独寂寞了。几年来,其实我一直想跟她分手,一直都很难做出决定。走一步算一步吧,如果上天垂怜的话,我们的事情不被外人发现。我一定加倍呵护我的家人,弥补我内心亏欠他们的。这样的出轨,滋味特别复杂,我像是身处洪流中的旋涡,不知道该怎么办。

工地上的小工

现在的工地跟 10 年前比还是进步了不少,可能是收入高了吧。有条件的把自己的媳妇带来工地一起打工。没有条件的因为收入高,干完一个活也可以回家住一段时间。在咱们农村每年收入七八万块钱就算好户了。

现在工地外面有很多小姐,说来你可能不信,有不少专盯着工地这些技术工。还有的来工地做小工,附近赵家那片棚户区都是这样租

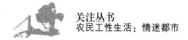

房的。她们没事就到工地找活干，伺候瓦匠。有的是自由组合，有的是来工地找活，工长反正缺人，只要能干动活就好。就这样，小工跟瓦工之间就容易碰撞出火花来。

做小工赚一份钱，然后跟技工有好感，有亲密关系了，还能够一起去旅馆开房，吃饭穿衣，男人总要表示的。感情好的，就组成了临时夫妻。每年开春打工从老家出来，就凑合到一起了。谁也不知道俩人真正的关系，现在旅馆开房也不用查验结婚证，有身份证就成。再说，这样的事情谁也不笑话谁。

我们身边这样的情况很多，我们工地大刘跟我关系最好了，他就是这样的情况。他媳妇身体黑壮粗，大刘比较干瘦。媳妇不愿意出来打工，家里有老人和孩子也走不开。大刘在建筑工地干活，最早还比较老实，按时回家交钱，交"公粮"。

后来在工地就遇到小工了。那女人是四川大竹那边的，丈夫也在这个城市打工，孩子在念高中。女人在家里没事，就在工地找活干。是工长派给大刘的，大刘开始还不愿意要，可是现在工地人力资源少，只能将就。慢慢地，大刘发现这女人非常能干，不多言多语，也不像其他小工那样，想办法叫技工花钱。女人长得也很好看，身段不错。大刘不知不觉就离不开她了，俩人平时也没有什么，该干活的时候干活，该吃饭的时候吃饭，从来也不谈感情的事情。后来再有活，大刘就主动打电话给她。她也不说谢谢，第二天就来工地了。俩人干活一直很默契。

大刘其实是那种腼腆型的男人，何况他知道女人有丈夫，也知道她有儿子。有几次她儿子骑着自行车来工地接她,大刘都看到了。就这么干了一年多,有时候到新的工地,大刘找她,不巧她正在别处干活,过不来。大刘没有她来做搭档,干活的劲头就不足了。大刘自己也纳闷,不知道发生了什么。

前几年秋天,俩人又在一起搭档干活。大刘总使脾气,那女人也不说话。冷战好几天,最后开工资的时候,大刘多给女人钱。女人不要,只要了自己该得的。那天下午突然下起了大雨,不能干活了,女人说回家,叫大刘送送。送到女人家里,只有她一个人在家。女人就问大刘是不是喜欢她。大刘紧张得结巴了。女人说,你这几天就给我使脸子,说话也带着气,你到底啥意思?大刘就说不知道为啥会这样。女人说,以后你再跟我这样,我就不跟你去干活了。有话你说话,你说,是不是喜欢我?

大刘被问得脸通红,点头承认了,女人就把门插上了,跟大刘就好了。听大刘说他们好了一下午。以前跟自己媳妇,大刘总是上去就控制不住,跟这个女人的感觉不一样。媳妇五大三粗的体格,大刘感觉自己的每次努力都像拳头打棉花垛。跟这个小巧玲珑的女人,两人折腾得一次又一次,大刘说就这一下午,这辈子没白活。

后来他们就一直在一起,平时想亲热,也不敢回那女人家。毕竟那地方不安全,她丈夫和儿子随时有可能回来。他们就去找小旅馆,有时候还能够一起住一晚上。

后来事情挺糟糕的。大刘做贼心虚,有时候回家,见到媳妇,脱完衣服就浑身哆嗦,最要命的是那东西一蹶不振,死活不硬了。媳妇气

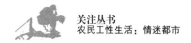

得骂，问他到底咋回事。大刘前后堵窟窿，总算没出错。大刘以为自己病了，再回工地红着脸把事情跟女人说了，女人就哧哧地笑。晚上俩人去小旅馆，大刘马上又勇猛无比了，做了几次都不嫌累，要不是快亮天了还想做。

大刘奇怪，女人就说大刘不爱媳妇了。男人心里要是没有女人，就做不成那事。这件事情叫大刘有点儿懊恼，因为他不想离婚，孩子怎么办？老人怎么办？要不是遇到这个女人，他下面跟媳妇也是能硬起来的。

备受挣扎的大刘后来一回家就提前偷偷买性药。好在媳妇很粗心，没有在意大刘的种种奇怪表现。现在的日子非常滑稽，在外面打工，跟女人亲热他勇猛无比，每次回家却要靠性药来掩饰。大刘也分析了女人跟媳妇的差别，他发现他更爱这个女人。

大刘的性伴侣是固定的，这么多年就跟这个女人好。有活就一起干，有机会就在一起亲热。女人从来不多要东西，不跟大刘多要钱。不过，去年还是发生了一件事情，他们的感情现在处在很尴尬的境地。

那个工程活很大，干了两个月，俩人一直没有机会在一起亲热。完工了，大刘赚了两万多块，女人也有将近一万的收入。俩人都很高兴，在饭店吃了一顿好的，然后破例找了家贵的宾馆，开了大床房，俩人放肆了一次。晚上累了，出去吃东西，大刘兴致很高，想给女人买裙子。正好宾馆不远处有家商场，就去了。穿着新买的漂亮裙子，女人也感觉很幸福，俩人就无所顾忌地搂着逛。结果没有想到的是，儿子也跟同学去商场玩，一下子就撞见了妈妈跟陌生男人在一起。

儿子很受刺激，也没有跟妈妈说什么，转身就回家了，然后到学校住,一个月不回来。跟他妈妈发条短信,说:"妈妈,我知道你心里不爱我爸爸,你要是想男人,也要做好保密工作,别叫我和爸爸知道,更别叫我的同学看到。你可以不要面子,你的儿子要。"

女人无地自容,几次去学校找儿子,要求儿子原谅,还保证以后再不跟别的男人来往了,儿子这才回家。说是不再来往,大刘哪里受得了。女人有时候也悄悄跟他出去开房,但是在床上的表现跟以前不一样了。女人开始紧张,浑身颤抖,大刘连进入都困难了,知道这是坐下病了。女人后来就跟大刘说,以后咱们别这样了,心里这个坎实在过不了,我们一脱完衣服,就感觉儿子在看着咱俩。

大刘无奈,回家在媳妇那靠吃性药伪装,在外面的性又解决不掉。女人劝他再找别的女人,大刘做不到,这个事情双方都受到了伤害。后来这两年,俩人也不再开房了。关系还是很好,有时候知道大刘实在想,女人就给大刘手淫,帮助他完成。女人一直对他很好,只要不再发生关系,什么都依着大刘。大刘说,有几次看到女人帮助自己手淫,想死的心都有。

性其实跟爱连在一起才有意义。单纯的性,只是身体的一种放纵。可是因为有了爱,性才变得复杂而美好起来。张爱玲说:"死生契阔——与子相悦,执子之手,与子偕老是一首最悲哀的诗……生与死与离别,都是大事,不由我们支配的。比起外界的力量,我们人是多么小,多么小! 可是我们偏要说:'我永远和你在一起,我们一生一世都别离开。'——好像我们自己做得了主似的。"是啊,有时候爱是由不得我们自己做主的。

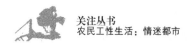
一起车祸背后的情事

前年工地发生的一个真事。一起摩托车事故，一死一重伤。

大家都以为就是一起简单的车祸，其实不是的。死的和伤的不是两口子，他们也是在工地上认识的。不想说他们的真名，他们家里的人我都认识，就用假名代替吧。我知道你写这东西会处理好。

男的叫李东，女的叫洪芹，他俩情况更加特殊。李东其实开始不认识洪芹，但是跟洪芹的丈夫杜洪宇认识。两个人经常在工地遇到，李东干的是瓦工活，杜洪宇原来也是瓦匠，后来嫌累，他野心大，也自己承包活干。头几年都是找不到好的活，老板那总出差头。我们工地的事你不知道，把握得少。你得做好白干的准备，要不然明明是赚了钱，到时候拿不到手。有时候老板耍无赖，你干拿他没有办法。他也承认欠你钱，就是没有钱给你，你有啥招？你整死他犯法，不整死就没钱了。劳动部门管也是有时有响的事，谁给你特别上心，除非闹成了大事件。媒体披露了，他们挺不住了才会动真格的。欠薪的事情这几年有所收敛，而且特别恶劣的没有了。比如去年就是，有个工头干半道跑了，几十个工人去市政府门前闹，最后是给协调了。公司给按照百分之六十开，行的话就接受，拿钱走人；不行的话自己想办法，公了的话你去上面告，私了的话你自己找包工头玩命去。你说谁扯那个，都按照百分之六十开钱走人了。这样的事情多了，认倒霉呗，没别的招。

杜洪宇就是有点儿装大了，总想挣钱挣钱，你说你干瓦匠活，一年十来万多省心,你要是承包就不是那么一回事了。没有脑瓜不行,你拿不到钱,手下的工人怎么办?叮叮当当地干了几年,杜洪宇等于白玩一样,说是没赚钱长经验了,就是不见起色。这山看着那山高,到了那山把脚翘,不扎实,不脚踏实地,你在外面长经验了,孩子老婆喝西北风啊?

杜洪宇老婆看自己丈夫的事业不见起色,便自己出来打工。没人带她,因为认识李东,就提出跟李东一起干活。杜洪宇答应,他感觉李东跟自己关系好,不会使什么坏心眼。谁知道干上活以后,俩人却有了感情。

李东人比较细腻,不像杜洪宇那样粗犷,说话也温柔,句句暖人心。洪芹少女时期理想的白马王子就是李东这样的。杜洪宇在外面包活啊喝酒啊,平时也很少回家。回家就呼呼大睡,也很少跟洪芹过夫妻生活了。李东家在外地,妻子不能跟他出来,一个人也特别寂寞。

干活的时候,工友之间开玩笑啥的,洪芹也不在意,这耳朵听,那耳朵冒了。都是成年人,洪芹理解他们。好感虽然有,但是这层窗户纸总不能捅破。洪芹不是那样低贱的女人,她不想轻易就把自己的感情秘密叫别人洞悉。

杜洪宇后来的事业好一些,承包了大活,李东也给他干过。谁承想人倒霉喝凉水都塞牙,杜洪宇工地的工人出事,摔死了一个。这责任推来推去的,杜洪宇也受了牵连,赚的钱也都赔偿进去了。工人们也知道杜洪宇是啥样的人,一看工程出事了,知道了杜洪宇这德性,肯定又得赖账,都跑了。工地没人干活,杜洪宇傻眼了。洪芹不能眼睁

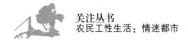

着丈夫的工地赔得更多，就跟李东说了。李东真够意思，他带着工人，向人家保证，杜洪宇不给钱，到时候我给。

工程在李东的帮助下，总算拿下来了。杜洪宇感谢李东，却一直拖欠着人家的钱。李东在里面说了不少好话，弄得其他工友也埋怨李东，当初干活救急完全是信任李东的。风言风语还传李东是得着洪芹的身体了，所以才会帮助杜洪宇说话。李东感觉挺憋屈的，杜洪宇说他其他工程压着工资，其实就是一种推脱，他是手里有钱不给而已。

这一天他在杜洪宇家喝酒，杜洪宇半道被电话催走，洪芹陪着他喝。也许是几杯酒壮着胆，也许是杜洪宇做事太过分了，寂寞的李东向洪芹表白。洪芹不同意，李东就动手，结果俩人打了起来。搞了半个小时，桌子弄翻了，洪芹的衣服弄烂了，李东也没有得手。李东很丧气，酒醒了一大半，想走，没有想到洪芹拦住了他，一狠心说："李东，我要是跟了你，钱的事你就不要跟杜洪宇计较了行吗？我知道他对不起你，我来补偿你。"

李东和洪芹后来就好上了。这事哪有不透风的，杜洪宇听到了风声，一直扬言捉奸。去年中秋的时候，李东带着洪芹去宾馆开房。那天说好了杜洪宇要回家的，可是他回到家以后发现妻子不在。他知道妻子跟李东一定有事，就故意打电话给李东。

李东正跟洪芹在床上，手机响了，李东就有点儿慌了。洪芹不叫接，李东心里觉得有愧，还是接了。杜洪宇在电话里说，到处找不着洪芹，问李东见到没有。李东就说不知道。杜洪宇说，我半个小时以后回家，要是没看着她，肯定就是跟你有事。李东放下电话，心不在焉了。俩人知道事情不好收场了,杜洪宇那样说,虽然没有什么直接证据,但是俩人的事情肯定是有所耳闻了。

俩人草草地结束了,退房。李东还是极力掩饰俩人没有啥关系,跟洪芹说,我骑摩托车送你到你家路口,买点儿菜拿回去,他问就说买菜了,洪芹也只好答应这样做。李东其实从接了杜洪宇的电话以后心里就发毛了,骑摩托车的时候有些神情恍惚。结果,没走出宾馆多远,摩托车失去控制,跟迎面的一辆货车直接撞上了。洪芹没有戴头盔,直接飞了出去,当场死亡。李东也摔成了重伤,经过抢救保住性命以后也瘫痪了。

其实那天他们不用着急着回去的。杜洪宇吓唬完他们以后,就出去喝酒了。他的一个电话酿成了一起车祸,妻子死了,李东的家也毁掉了。李东非常后悔,现在重体力活都不能干了。他一直在想,当初要不是跟洪芹好上,后来的悲剧就不会发生了。可是,世界上哪有那么多如果啊!

这两件事情,对成果来说记忆深刻,他的讲述也叫我沉默无语。

成果也很不解,他说现在人真都想得开,这才几年的事情啊。以前是不这样的,这种开放的速度太快了,有点儿叫人理解不了。大家不知道怎么了,好像一夜之间情感都饥渴得冒火一样。

跟随小弟和成果进入工地,走进工棚,看到了他们住的地方。那些间隔起来的单间,就是工地上的夫妻房间。这大热的夏天,住在一起多有不便的。尴尬是有的,可是没有办法,只能克服。

一块简易的木板其实只能隔开一块空间,大家都知道里面会发生

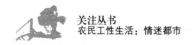

什么。在这里几乎没有什么隐私。

农民工是我国特有的城乡二元体制的产物,是我国在特殊的历史时期出现的一个特殊的社会群体。农民工有广义和狭义之分:广义的农民工包括两部分人,一部分是在本地乡镇企业就业的离土不离乡的农村劳动力,像我家乡的高明武和我二哥三哥他们,就属于这一类型;一部分是外出进入城镇从事二三产业的离土又离乡的农村劳动力。狭义的农民工主要是指后一部分人。据有关部门的调查,我国狭义农民工的数量为1.2亿人左右,广义农民工的数量大约为2.6亿人。

据有关问卷调查显示,只有5%的男性农民工一星期过三次以上性生活,而女性农民工是0;有23%的男性、34%的女性选择了"时间长了记不清"。在被问到"据您所知,其他跟您一样在城市打工的人很久没过性生活了,他们会选择干什么"时,有21%的男性农民工选择"找小姐",18%选择"整夜睡不着",18%选择"喝酒麻醉自己",25%选择"看黄色录像"或"讲黄色笑话"。

以前我们说起农民工,就以为在说从事建筑业的农民工。其实这是一种误读,现在我们很多农民工是"新生代"农民工,主要是指80后、90后,这批人目前在农民工外出打工里面所占比例不低。他们上完学以后就进城打工,相对来讲,对农业、农村、土地、农民等不是那么熟悉。另一方面,他们渴望进入、融入城市社会,而城市在很多方面还没有完全做好接纳他们的准备。

相比之下,从事建筑业的农民工条件较为艰苦些。给他们安排夫妻房,不仅可以为农民工们提供人性化的服务,还是工地开展农民工文化生活建设内容的一种延续。夫妻房虽然简陋,但总是有了一处可以遮挡隐私的场所。目前在建筑行业打工的农民工,他们基本都是靠用工单位解决住所,这就需要有关部门有行之有效的监督机制,督促用工单位以人为本,为农民工夫妻提供相应的住所。

半路夫妻老陈夫妇

我们在工地上找到了老陈,他是水暖工。常年在建筑工地上打工,他就住在简易的夫妻单间里。老陈老伴比老陈年龄要小很多,跟老陈是第二次婚姻。老家都是一起的,老伴做梦也不会想到会嫁给老陈,因为年龄相差得太悬殊了。老陈压根也没有想过他们会成为夫妻。老伴第一次婚姻10年,丈夫喝酒骑摩托车摔死了,留下她跟孩子,家里还有瞎眼的婆婆。她日子没有办法过下去了,带着儿子改嫁。人家可以帮你养儿子,但是没有人愿意孝顺瞎婆婆。丢下瞎婆婆她也不忍心。

"事情拖了好几年,我回娘家的时候,老陈就知道了情况,托媒人撮合。媒人提亲的时候,我就笑了,说不成,这哪成啊!年龄差得太多。再说,以前在村里,他还是长辈,小时候还抱过我呢,所以一口就回绝了。又过了半年,老陈就追到家里来了,帮助我们娘儿俩干活,孝顺瞎婆婆,一来二去的就感动我了。别说我,我婆婆和儿子也认可他,我儿子说,妈,你还挑啥啊?给我找这样的后爸多好。我说,儿子,妈不想找个年轻点儿的吗?你看你跟他出去,人家都以为他是你爷爷。"想不到老陈的老伴还挺幽默。

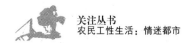

别叫我老陈老伴，我有名，我叫凤芝，姓郝。老伴老伴的，都把我叫老了。老陈是老陈，他是人老心不老。我在工地过得咋样？凑合事呗，都差不多。婆婆前年殁的，老陈就搬过来住了。婆婆活着的时候也叫老陈搬，我不同意。以前村中论着还叫他好听的呢，整一个被窝里来了，全村人都瞅着，我可是磕碜不起。

再说了，我那婆婆，虽然眼睛瞎，心不瞎。她心里想她儿子，老陈搬过去，老太太嘴上不说，心里该有多难受。再说，她儿子是我男人，我心里也忌讳这个。我当时跟老陈说了，老太太不走，你别想碰我一下，你敢碰我，那咱俩就拉倒。我郝凤芝说得到做得到，强拧的瓜不甜。人都是有感情的，你问问老陈，结婚以后我对他咋样？就差立个牌位把他供起来了。

你说我说话逗？我才不逗呢，穷开心呗。老太太走了，老陈一个人在外面打工，我也不放心他，一个大老爷们吃不像吃、喝不像喝的。洗衣服啥的也不是他大老爷们干的，就过来了。儿子叫我送他姥爷家去了，从小他就跟姥爷家亲，也大了，自己能照顾自己了。小子这玩意儿就得锻炼。

我们在工地住，是差点儿，不过也行了，都是打工在外，还想咋的？有钱还能去开总统套房呢，咱不是没钱嘛。是不方便，平时洗洗涮涮，不像在家。在家想脱就脱，也没有人看见。这儿不行，只能将就擦把身子，也不能总去澡堂子洗澡。夏天天热，瞅人少的时候，老陈就把他们都撵出去，我洗吧洗吧。走马观花地，洗不好。

换衣服也是，趁着没人才能换。晚上睡觉也是，不敢脱太多。老

170

陈不讲究，我说他再不注意影响我就不在这儿待了。你说都是成年人，干点儿啥你大呼小叫的，不嫌磕碜啊。等亮天了，走个对面，你说脸上能挂得住吗？说来倒是，这伙人都不错，知道互相体谅，有时候他们不愿意洗的衣服，我也帮着揉两把。干活累不死人，勤快勤快，他们感动得不行，都嫂子嫂子地叫。

工地上能带媳妇出来的不多，有时候挺尴尬的。男女厕所都挨着，也不背人啊，有缺德的总把石棉瓦给抠开，我堵上还给抠开。有几回我真急眼了，你说你不就是变态吗？女人解手有啥看的？我一顿骂，没好几天，还有人捅窟窿。弄得工地的女人上厕所都得结伴，不然真有变态的，倒不敢怎么样我，我不怕那事。你看别的女的，见男的麻爪，我才不怕，都是一样的人，就裆下比我们娘儿们多二两肉，想欺负人，没那么容易。

想家，咋不想啊！有时候做梦想我儿子，有一回都哭醒了，全工棚的人都听着了。不怕笑话，人有七情六欲，我不哭我还憋着啊，再说我是做梦哭的，我也不是现在哭的。

郝凤芝大姐很健谈，讲起在工地上发生的事情，滔滔不绝。像大姐这种情况的农民工夫妻在建筑工地不在少数。她说了，跟老陈本来就是半路夫妻，老陈岁数大了，还在外面打工，他就是一个好男人。我不能像别的女人那样待他，花他钱，榨干他血汗，得叫他知道生活是幸福的，有女人爱着他才行。在一起对他有个照应，夫妻也多团聚些日子。郝大姐前夫走了，她明白夫妻间应该懂得珍惜。不然，很多事情，当人没了的时候后悔就来不及了。

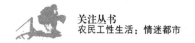

做小姐的第一天——她遇到了他

接下来的两天，我一直跟小弟那个工地的工人在一起。他叫王华，木工组带班的头头儿。今年他53岁，技术水平很强，有组织协调能力，不但懂技术，还明白怎么管理工人干活。他打眼一看，不像50多岁的人。老家是山东德州的，这人最大的特点是着装整洁，精明干练。听小弟说，他的故事很复杂。

王华跟现在的媳妇相差30岁，王华老家有妻子，听说那个时候妻子不能生育。妻子是农民，不愿意离开土地，不跟着他出来打工。王华一个人出来闯荡，在建筑队很快就能够包到活。日子过得好了，王华就想自己有个孩子。可是跟老婆在一起就是不能怀孕，去大医院跑了几次，两个人身体都没有问题，反复检查都是这样的结果。

王华后来在工地干活，一直忍受着性压力。有哥儿们就劝他去找女人发泄一下，王华始终都不敢跟着去。因为承包工程，有时候需要疏通一些关系，王华知道不能太吝啬了，有些应酬的场合他也得出席。花钱不怕，王华知道在这些人身上花出的钱是能够收回来的。开始王华只陪着喝酒，后来王华喝酒不行了，过敏，身体反应得受不了。没有办法，王华就得陪着客人洗澡什么的。有时候客人找了小姐，你不找，也不好看。于是，王华也象征性地给自己找一个小姐。其实就是一个摆设，王华发现，小姐主动勾引他的时候，他不行。

后来，王华结识了一个比他小很多的女孩。女孩很喜欢王华，王华开始没在意，后来架不住女孩的攻势，还是发生了故事。因为女孩

172

哭得很伤心,说王华不喜欢她,那她就赚不到钱了。王华没有想到第一次跟妻子以外的女人做那事就遇到一个处女。这种地方,王华压根就没有想到遇到这样的女孩。女孩第二天就叫王华带自己走。

王华很冷静,他觉得他们之间相差 30 岁是巨大的障碍。常年在外,王华也需要正常的性生活。所以他们开始就签订了一个临时在一起的合约。

一年一签,王华愿意出多少钱,女孩也是自愿的。后来女孩看出来王华想要孩子的心事,就主动说再签一份合同,要给王华生小孩。把孩子养到 10 个月以后,王华要付给女孩 3 万块钱。

他们在一起就这样断断续续地签合同。没多久,女孩果然怀孕了,10 个月以后女孩生了一个胖小子。王华乐坏了,跟女孩商量,要不再续约几年?女孩倒也干脆,跟王华摊牌,说她不怕年龄差距,想签一辈子的合同,愿意跟王华白头偕老。王华这个时候也被女孩感动了,同意了女孩的要求。

老家的妻子赶到王华打工的城市,看到了这一幕,也没有什么好说的了。王华也没有亏待妻子,协议离婚,财产什么的尽量照顾妻子的利益。女孩也不计较这些,她有孩子和王华就足够了。以前她是小姐,但是没接过别的男人。做小姐的第一天就接待了王华,王华是她小姐生涯的开始者和终结者。

按照女孩的说法,她是赚大了。当初要不是想开了去做小姐,也不会遇到这么好的丈夫,也不会有这么幸福的生活。他们是老夫少妻,感情一点儿不差。

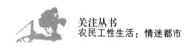

故事本身是带有传奇性的。其实,现实生活远比那些电视剧和电影的情节错综复杂。

他们的爱情

几年前,我在建筑公司打工,老板带我去海城购买建筑材料。我们的货车载重是 6 吨,老板却购置将近 12 吨的建筑物资。回来的路上,货车两次爆胎。最后一次已经是晚上 10 点来钟了。老板打了一个电话,公司来车把他接走了。临走的时候,他对我说:"你陪着赵在这儿守一晚上吧。"

司机姓赵,40 多岁,面色黝黑,很有男人味道,在公司开了几年车了,我们彼此认识。老板走了,丢下我俩在这荒郊野外。我们查看了地形,心底就特别凄凉。这条公路线尤其到了晚上,拉建筑料的车特别多。那些拉砂石料的货车,车速很快,司机大多疲劳驾驶。以前这条公路上出过很多事故,我和赵都知道这里的危险。

下车以后,我们在冬天的荒野上找不到任何可以警示有车停在这儿的物品。靠车上的一只废旧轮胎实在是没把握。车外冷得要命,站一会儿就扛不住了。上车还不能总打暖风,寒冷、饥饿、恐惧慢慢浸透了我们的内心。

每过去一辆汽车,我和赵都长舒一口气。车厢里冷得不行,我没有手机,赵拿出手机发现只剩下一格电了。他在 12 点的时候给家里人拨通了电话。接电话的是个好听的声音,跟赵缠绵着。赵说,你注意安全,关好门,不用等我了。那边的女人就嘱咐赵注意安全,赵幸福地答应着。

放下电话,我们都不说话。沉默了很久,我说,嫂子干啥工作?赵就说在大厦给人家卖服装。我很纳闷,看赵的年龄接近50岁了,他说的那所大厦我去过的,卖服装的都是年轻的女人。见我疑惑,赵就在漆黑的车厢里给我讲了他的爱情和婚姻。

赵部队复员以后一直在给私人老板开车,大车小车都开过。他和妻子有一个女儿,日子过得还说得过去。后来,妻子跟他离婚了。赵没有说离婚的原因,反正他很久都是一个人带着女儿过日子。女儿上了高中以后,常带一个女同学来家里玩。天长日久,这个女同学竟然爱上了赵。高中毕业以后,赵的女儿去上大学,那个女同学就嫁给了赵,跟赵一起过日子。

我回忆刚才他们的电话,为他们的传奇结合唏嘘不已。赵说,那个女孩子为了嫁给他,跟家里人都闹翻了,跟自己的女儿也闹翻了,突破了所有世俗的羁绊,现在他们生活在一起特别幸福。

我能够从黑暗里感受到赵的幸福和温暖,甚至是带着一丝得意和炫耀。在这样一个寒冷的夜里,赵的一个电话无疑是我们可以慰藉心灵的良方。我在心里发誓,等我有钱了,一定也买个手机。在我最需要温暖的时候,能够给相爱的人打个电话。那些暖暖的安慰一定会在寂寞的黑夜里为我驱散忧伤。

这一晚上,我和赵唠了很多。说生活,说爱情,也说到我们的未来。不知不觉,天亮了,太阳出来,我们下车活动胳膊腿,感叹这一晚上我们能够平安度过。

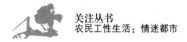
赵的爱情故事，一直埋藏在我的心间。他的小妻子，我后来是见过的，果然是美丽可人，秀发披肩，文静有气质。赵也给我们互相介绍过，对我说，这是你嫂子，我就甜甜地叫了。她嫣然一笑，点头，工作很繁忙，她没有过多看我一眼。

后来，我离开了这家建筑公司，四年后回到家乡的城市开始了自由撰稿人的生活，与赵再没有见过面。可是，他们的爱情故事，我向很多朋友讲起过。

一年的夏天，那家建筑公司的老板来我家串门，要走的时候，给司机打电话让来接她。司机是我爱人的远房表弟，到楼下了就锁车带着妻子上楼认认门。我为他们打开门，那表弟介绍说，这个是姐夫。那个美丽可人的女人就甜甜地叫了我声姐夫。我一下子就愣住了，这个女人我实在是熟悉，在哪里见过呢？天哪，她是赵的小妻子，我叫过她嫂子的。

她一直没有认出来我们是见过面的。老板说我以前也在公司做过的时候，她就嫣然一笑，点头。她眉目间向表弟传递着温暖和爱意，关注的焦点完全不在我这儿。看得出来，她没有认出我。

直到他们离开，我也没有勇气问问这期间到底发生了什么事情。四年多一点儿的时间，原本是爱情楷模的一对老夫少妻怎么就会劳燕分飞？看她和表弟之间的缠绵，我不由得想起了几年前那个漆黑寒冷的夜晚。她不但温暖了当时自己的丈夫，也温暖了一个与她并不相干的我。

赵现在在哪儿我没有打听，但是我知道他因为工作太忙，总是在外面出车,像这样不能回家的时候很多。难道是年轻的妻子遭受冷落,发生了后来的这些故事? 可是,我还是愿意沉浸在美好的记忆深处,不愿意面对现实。现实太过冷酷,它粉碎了爱情的神圣。我不是责怪哪一个人,是赵,是表弟,还是这个年轻美丽的女人,他们做的都有自己的理由。只是那个寒冷的夜晚,每次回忆起来,我的心,竟有了一点点的疼痛。尽管,那是他们的爱情,与我无关。

保安小亮的爱情

"我们建设着这个城市,这个城市却没有我们一寸的地方可以容身;我们爱着这个城市,可是,这个城市并不爱我们。"

这是保安小亮跟我说过的话。能够联系到小亮采访,费了一些周折。小亮愿意跟我讲述他在这个城市的故事,却不愿意现场有其他人存在。他需要一个人倾诉,不想叫更多的人知道他的秘密。

于是,我们约了时间,单独见面。

小亮开始在这个城市做保安,这里相比他老家的城市要繁华得多。小亮不愿意去工厂,去流水线上做工人,他受不了工厂那种死板和千篇一律的生活节奏。按照他的话说:"不是人干的活。"在酒店做保安,收入不算高,但是好歹有现成的制服穿,有饭吃,酒店也有宿舍,这些都是免费的。

一个大宿舍里面住着几十人。小亮自己在厨房隔出了一个单间的位置,他有了属于自己的独立空间。开始后厨的男孩们不答应,凭什么小亮就可以住"单间"? 后来他们都知道了小亮的狠,就没有人敢

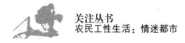
再惹他。

小亮长得帅气，一米八几的大个儿，他是武警退役的。因为老家太贫困，不愿意回去，就流落到这个城市打工。因为外形条件比较突出，小亮到哪儿当保安，都能很顺利地找到工作。小亮的枕头底下有两把菜刀，他是真敢砍，厨师长知道小亮太能斗狠，就嘱咐下面的徒弟们少惹他。

小亮好斗狠，是因为他自己并不强大，他感觉暴力能够解决一切事情。暴力在他眼里就是美，因为只有他敢于动手的时候，他才发现周围的人是惧怕他的。他有这个征服的欲望，他要通过暴力证明自己的存在。他不信任任何人，所以没有人知道他老家在哪里，没有人知道他多大年龄，因为他的身份证是不给任何人看的。他做保安是敢打架的，尤其是老板下话以后，不管对方多少人，他都敢发狠上去打。因为当过武警，身手不错，酒店里的人就都惧怕他三分。

小亮最大的梦想是有自己的事业。他每天指挥客人的车辆，什么豪车都见识过。小亮考取了自己的驾照，但是他没车可开。有一次手痒，他开了酒店老板的车。老板司机不愿意了，为此还打了一架。这架打得屈辱，小亮可以为别的事情玩命，因为开人家的车而打架，小亮感觉面子上不好看。

小亮做了很多年保安，他没有一技之长，在这个城市里无法安身立命。可是他又不愿意回到自己的家乡。他怀揣梦想，憎恶贫穷，他想融入陌生的城市。很多理想遇到残酷的现实马上就变得苍白无力，为此，他也伤痕累累。

在这里,他有了自己的初恋。他想利用爱情和婚姻改变命运,成功走进都市,可是他错了。那一年,小亮打工的酒店里新来了一个服务员,她叫王薇,娇小伶俐。她的家就是那个城市的,父母都是当地某单位的。她不好好学习,职业技术学校也不好好读,就来酒店做服务员。父母觉得她还小,也在积极找人找关系,想给她解决工作。

因为挨了前厅经理的训斥,王薇想辞退工作。小亮关心她,还在员工大会上为王薇说话,这叫女孩子很感动。一来二去,小亮就接近了王薇。知道她的家庭背景以后,小亮决定追求王薇。没有想到他们的感情发展得很迅速。小亮下班以后带着王薇出去吃饭,然后跟朋友一起唱歌,晚上聚会散了,小亮提出开房,王薇没有反对。

小亮感觉王薇愈加的好,俩人的关系一下子就明确了,成了情侣一样上班下班。小亮却不曾想过,爱情之路哪里有那样平坦。王薇反正无所谓,小亮想发生关系,王薇就陪着,反正都是小亮花钱开房。不出三个月,小亮就有点儿吃不消。一般的宾馆也得 100 多块钱,还要在外面吃饭、K 歌什么的,小亮一个月的工资,去不了几次囊中就羞涩了。

小亮与王薇商量,不去宾馆开房成吗?王薇很干脆,回答成,但是她要回家,她不想在大街上干这种事情。小亮就商量带她回自己的宿舍,因为他有自己的单间。王薇有点儿不愿意,毕竟这是两个人的隐私,一个大房间里可是有几十个人呢,怎么睡啊?

拗不过小亮的一再乞求,有时候在外面玩到凌晨,他们就一起回宿舍。那时候大多数员工都睡了,小亮有钥匙,他们悄悄开门进自己

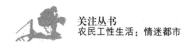

的单间。王薇要是上厕所，小亮就负责把门看人。进了自己的单间，俩人照样脱衣做爱。王薇不管那些，该喊还是喊，这样全宿舍的人就都知道了小亮的秘密。

小亮尽量控制，劝说王薇收敛，没有想到王薇就不来了，叫小亮没有办法。后来小亮想了个折中的办法，就是一周在小亮宿舍这儿过夜，一周去宾馆开房。尽管如此，小亮还是感觉捉襟见肘。后来王薇怀孕了，小亮感觉有希望，跟王薇求婚。王薇愣了一下，说结婚不结婚那得看父母的意见，他们不叫结婚，就不能结婚。小亮就急了，说你都怀孕了，孩子咱们得要啊。王薇根本不在乎这个，三天没见，再见小亮的时候，肚子里的孩子做掉了。

小亮这才感觉王薇不是一个简单的女孩子，不是他当初看到刚进酒店时候的清纯样子。她不爱劳动，完全不能脱离父母的呵护。挣的那点儿工资，根本不够她自己挥霍的，花完自己的，就花小亮的；小亮没有，她就回家要；回家要不来，她好像还能够从外面弄来钱。她从来不算计钱怎么花，有就花掉，没有再想办法。

但是小亮也有自己的算计，不管王薇怎么样，只要能够跟自己结婚，那一切就搞定。王薇父母就王薇一个女儿，将来的财产都得是小亮的。还有，王薇的父母都是单位的小领导干部，结婚以后不会看着自己的姑爷不管。只要有机会得到一份稳定体面的工作，小亮觉得自己是没有什么不能忍受的。

几次催促王薇回家跟父母说他们的恋爱关系，王薇说了，父母也同意小亮去家里见面了。小亮把存折上的钱都取了出来，买了份厚礼。他觉得第一次上王薇家,不能给她丢份儿。父母对小亮的外貌没得挑,小亮一表人才,也会说话。去王薇家的第一次,小亮看到了希望,他感觉到了王薇的父母是喜欢自己的。还有,小亮知道王薇家里还买了30亩地呢,雇用工人种着,这叫小亮感觉很兴奋,主动要求帮助王薇家干活。小亮在酒店请假一周,帮着王薇家收稻子。小亮体格好,能干,深得王薇一家的喜欢。在王薇家,小亮本来单独一个房间,王薇半夜总偷着往这里跑,来就钻被窝里不走。

早上起来,这事其实就露馅了。但是王薇的父母都默许。

小亮在酒店工作就更加卖力气,他觉得他的未来不再是梦了。过了半年,小亮觉得该跟王薇的父母提结婚的事情了。小亮觉得有这半年的良好表现,他是能够顺理成章成为王薇家的乘龙快婿的。谁承想,王薇父母提出了一个条件,只要小亮答应了,结婚的事情就没有问题。这个条件叫小亮有点儿发蒙。王薇父母说了,他们就一个女儿,婚礼不能太过简单。小亮咬牙答应了,说我想办法,一定别人家结婚什么样,咱们就什么样。

王薇父母说,那好,你赶紧筹备婚礼的事情。还有,房子你得抓紧定下来,装修的钱我们女方出。

小亮就傻了。房子这事压根就没在小亮的头脑里形成概念。可是都市女孩,哪一对夫妻结婚没有房子呢?没有房子难道要把婚结在大街上吗?小亮晚上跟王薇商量,能不能就在王薇家里结婚?王薇摇头,她父母坚决反对的。小亮说,你们家不还有个出租的房子吗?先借给咱们。再说,你父母准备这些房子,将来不也都是给你吗?

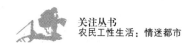
王薇说："我父母的决定我管不了,你没有房子他们肯定不答应,这是最简单的道理。亲爱的,你要是真心爱我,想娶我做老婆,你就回家张罗钱。"

小亮万般无奈之下回了趟老家。老家很多年不回去了,父母有病,平时也得不到小亮的照顾。当兵的时候不赚钱,等工作后赚的那点儿钱,也都花在了王薇身上。家里还有两个务农的哥哥,侄子侄女都在上学,也需要钱。小亮回来,还没张嘴说弄钱买房结婚的事情,两个哥哥就开始跟小亮要钱,原因是父母的医药费需要兄弟三个平摊。

小亮的房子按照王薇父母给出的标准,至少也得 80 平方米。房价是 8000 元一平方米,60 多万,就是把小亮全家杀了也不可能买得起房子。小亮自己的衣兜里只有 1000 多块钱。看着家里的情况,小亮啥都没说,半夜起来就走了,在村子口朝着自己家的方向磕了三个响头。小亮说："对不起了爸妈,儿子不孝,医药费暂时叫我哥哥出吧,等我有钱的那一天再回来还给他们。我不混个人模狗样我就再不回来了。"

回到城市以后,小亮想到了贷款。可是,小亮没有工作,银行不贷给他。就是贷款办成了,一个月固定还钱也做不到。小亮的保安工资低得可怜,生活费都解决不了,拿什么还房贷? 就是借高利贷都不成,因为没有人肯为小亮担保。这个时候,小亮才知道自己进退两难。再去王薇的家里,王薇的父母失去了耐性,一直等着小亮筹备婚礼,见无进展,就觉得小亮在欺骗他们,对小亮就都冷了脸。

小亮心情烦闷,这段时间王薇也辞去了酒店的工作,她跑到一家酒吧上班了。小亮去酒吧找王薇,发现她跟很多男孩子调笑。小亮的心里不舒服,晚上要带王薇回宿舍。王薇不去,说:"我赚钱了,我请你去宾馆开房。"

小亮在床上把事情如实说了,上天无路入地无门,问王薇怎么办。王薇说:"我听我爸妈的。"小亮就彻底崩溃了。问王薇爱不爱自己,王薇说:"爱,你很帅气,对我也好。可是没钱买不起房子,我离不开我爸妈,没有他们我怎么过啊?"小亮说:"我养活你。"王薇说:"我不能吃苦,也从来不知道苦日子咋过。"

小亮很痛苦,说我们先结婚,生米做成熟饭,你父母就答应咱们了。

王薇说:"那不行,我的婚礼我父母在意,我也在意。我那么多同学,人家都办得体面风光,我不办不行。"

小亮说:"那我满足不了这些条件,你说怎么办?"

王薇说:"那就这样呗。反正我不着急。"

小亮说:"那我当一辈子保安呢?"

王薇说:"那我就当你一辈子女朋友。你想做爱就喊我。"

小亮彻底崩溃了。

那天激情过后,小亮感觉自己下面不舒服。去医院检查,小亮有点儿不相信医生的话。他得了性病!小亮很生气,自己一直跟王薇一个人发生关系,性病哪儿来的?

问王薇,王薇支支吾吾说:"我哪里知道他们谁有病。"

小亮动手打了王薇。原来小亮想办法弄房子这段时间,王薇在酒吧跟一些男孩发生了多次亲密关系,也不知道是谁传给她的性病。小

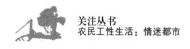

亮暴跳如雷,怎么可以这样随便?

王薇哭了,说:"你一去不回头,也不来找我,我以为你放弃了呢。"

小亮说:"我不是到处想办法买房子吗? 就这么几天,你就等不了吗?"

王薇委屈地说:"我不是喝醉了嘛,糊里糊涂地就跟他们出去了。"

小亮心痛,拎着菜刀找那几个小子玩命。那几个男孩早都闻风而逃。小亮的心都在滴血,跟王薇的感情一下子就僵在这儿。小亮不知道怎么对付这个没心没肺的女孩。私奔肯定不行,结婚也不成。去王薇家里,王薇的父母摆出一副冷面孔,小亮被拒之门外。

有时候小亮也跟王薇在一起,王薇说:"我们都得面对现实,你不能满足给我一个房子的要求,三十平也成,我不能总在你集体宿舍里面跟你好。隔着一层玻璃,外面还有 30 多男人参观。我是爱你,但是爱你不顶饭吃。"

这是某位哲人说过的话:"白昼的光,如何能够了解夜晚黑暗的深度呢?"没有走进小亮的内心世界,我们又怎么能够理解他的痛彻心扉呢?

有时候小亮会撞见王薇跟别的男孩在一起的情景,他的暴力在王薇这儿像拳头打在棉花上一样,一点儿力气都没有。

王薇说:"咱们不能结婚,我总得找个男人结婚吧。再说,我又没有不对你好,你想要跟我发生关系的时候,只要我身体方便,我就没有拒绝过。不过,我男朋友在的时候是不行了,希望你能够理解。"

小亮怎么能够理解呢? 他理解不了都市人为什么如此看重物质,

不理解王薇的父母,他们明明知道自己和王薇是相爱的,也对自己的表现很满意,却因为没有房子没有车子阻挠结婚。难道你们女儿的幸福仅仅是因为物质丰富吗?还有,小亮不能理解他们作为老人的不善。你们自己的两处房子都闲着,家里还私下买了土地,这些东西早晚不都得交给你们的女儿吗?可是就是不能叫自己进门。门第的观念根深蒂固,无法撼动。小亮不理解王薇的情感为何如此飘忽不定,她是爱着小亮的,却一点儿都不在意分手。好像她不痛苦,分开也成,在一起也无所谓。这个光怪陆离的城市,带给小亮的不仅仅是视觉上的冲击,还有心灵深处彻骨的寒冷。

王薇是拿得起放得下的,她在抓紧给父母找女婿。只要小亮有需要,一个电话过去,王薇就颠颠跑来。有一次特别滑稽,王薇叫现任男友在楼下等,她噔噔地跑上楼,进门就脱衣服,说:"赶紧的,干完我继续去约会。"

小亮搞不懂这世界到底怎么了,现实刺激了他的神经,他变得歇斯底里。面对着穿好衣服走出房间的王薇,小亮发出了一声哀号。

后来小亮就变了一个人一样,他不再缠着王薇,王薇几次来主动找他,他也不见。最滑稽的是王薇结婚之前,跟丈夫要买礼物的钱,她偷偷送到小亮打工的酒店里来了。本来就跟小亮不和的员工,借机讽刺小亮。小亮受不了这个,辞职离开了酒店。

小亮一直在想着发财的梦,每天都要买一张彩票,一年雷打不动。他梦想着大奖从天而降,可是,除了中过六块钱以外,小亮再没有收获。后来,他跟一个朋友在酒店做那种大缸煨汤,跟酒店分成。收入

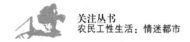
也不是很多,发财的梦想很难实现。再后来,小亮原来打工的老板开了家洗浴中心,是那种高档会所,请小亮回去工作,小亮感觉待遇不错,就答应了。

小亮开始还是做保安,后来发现来这种高档会所的很多客人都是富太太和官太太,她们都对小亮的身材和相貌很感兴趣。于是,小亮就不再做保安了,他成了一名按摩师。经过简单的培训,小亮上岗。其实哪里有什么真正的按摩,小亮就是陪这些寂寞的女人聊天、喝茶,到了按摩的环节,其实就是一起发生关系。小亮的这份"工作"没有工资,他只需要赚小费。

有的女人出手阔绰,几千几千地给小亮小费。小亮目前就过着这样的生活。他努力赚钱,梦想着有一天能够在都市扎根,收获美好的爱情。做得久了,他对性完全失去了兴趣。跟那些女人发生关系,他要靠吃性药。如果女人给的小费多,他的性能力就不知道为什么强了很多。

讲完这些,小亮沉默了。我不知道用什么样的语言来安慰他。他一直在讲啊讲,不断地抽烟。屋子里弥漫着浓烈的烟味,他会时不时说一句:"大哥,要不要开窗?"我摇头。这种情境正如我们俩现在的状况,我不吸烟,却沉浸在他浓重的烟雾包围之中。那是小亮的故事,独属于他的秘密。

小亮最后说:"城市很大,很冷,像那些女人一样。除了弄她们的身体,我在黑暗中摸不到她们的心。她们的身体是热的,可心是冷的,一点儿温度都没有。后来我才明白,她们找我,不是在跟我好,她们是在拿我寻求刺激。"

　　我想了想,还是把他的原话抄录了下来。我希望编辑出书的时候,也不要删减掉这句话。那是他真实的声音,虽然不雅。小亮请我唱歌,他一个人唱的是郑智化的《星星点灯》。这首歌,他无数次地唱给那些女人听。

　　　抬头的一片天是男儿的一片天

　　　曾经在满天的星光下做梦的少年

　　　不知道天多高不知道海多远

　　　却发誓要带着你远走到海角天边

　　　不负责任的誓言年少轻狂的我

　　　在黑暗中迷失才发现自己的脆弱

　　　看着你哭红的眼睛想着远离的家门

　　　满天的星星请为我点盏希望的灯火

　　　星星点灯照亮我的家门

　　　让迷失的孩子找到来时的路

　　　……

　　我看见了小亮眼角的泪水。这个大男孩,他唱得很投入,也很动情。在城市的灯红酒绿中迷失的孩子,他什么时候能够找到自己的家呢?

　　离开工地的头一天晚上,弟弟和成果过来给我送行,我们一起喝酒聊天。成果现在处于比较矛盾的境地。他不知道自己未来将是什

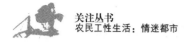

么样,在工地做一辈子瓦匠,不是他的理想。他想有一份简单的工作,可以从事写作就好,可以跟家人团聚就好。以我目前的状态,也帮不上他的忙。

小弟的理想简单直接,希望老板尽快把欠款给他。

我们是草根,草根有了梦想不是错误。但是,为了实现自己的梦想,他们要为此付出更多的辛劳和汗水。因为有"旭日阳刚",因为有"大衣哥",因为有了这些励志的草根成功的故事,所以,更多的人坚定而执着地守望着自己的梦想。作为这条道路上一路打拼走过来的我,知道这其中的辛酸。

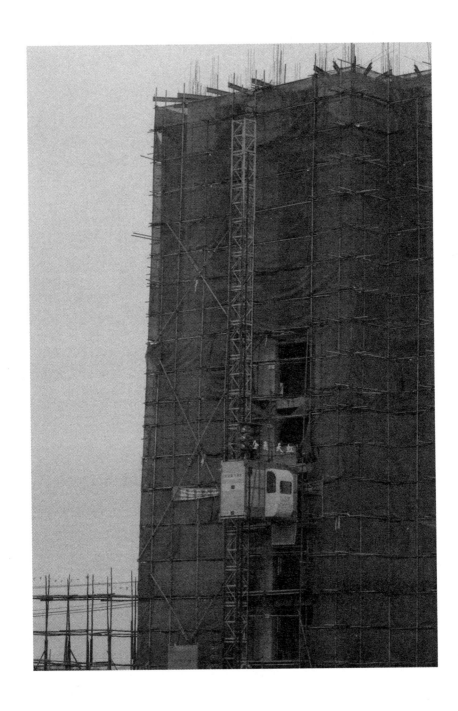

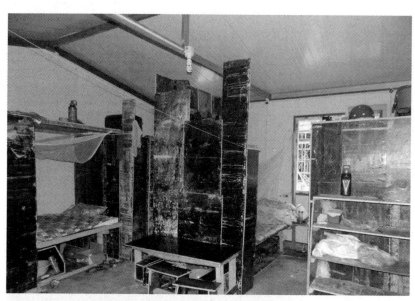

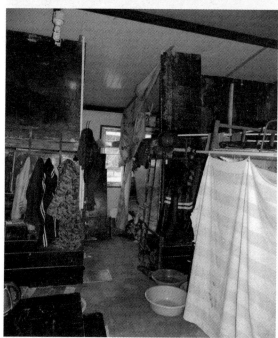

夫妻简易房

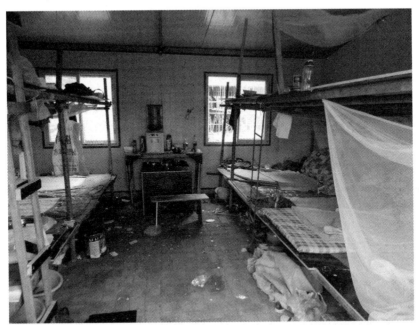

宿舍

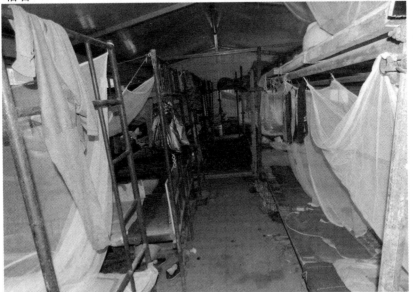

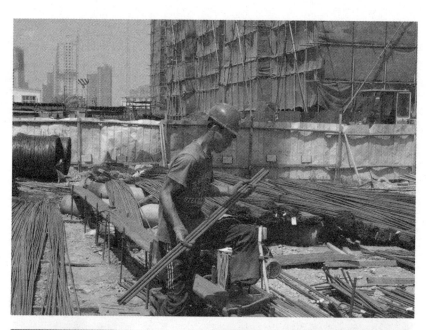

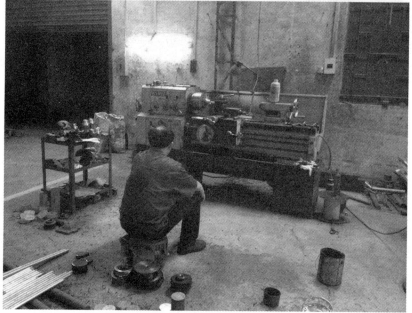

第四章　"临时夫妻"的故事

我知道

远方暮色正在降临

牧羊人回到了传说般的帐篷

炊烟旋即袅袅升起

月光将赶来给山巅佛塔披上避雷针的亮影

而我拧紧这最后一个螺母

也将打卡下班

来自四面八方的工友将汇入厂门前的街道

193

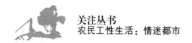
向左向右陆续地分开

回各自的出租屋悠闲或者焦虑

不同牌子的啤酒和香烟

不同口味的晚餐

也多多少少摆上了桌子

或明或暗的灯光代替星星亮起来之后

或醉或醒

我们给自己准备了肥皂剧或者爱情

甚至我这稀罕的诗歌

这时候

生活才如同章鱼的触角

一点儿一点儿深入我们的身体

活成流水线之外不再按部就班的那一部分

这时候我才可以写下

五光十色

天马行空

——《大路朝天》

采访农民工"临时夫妻"问题，使我的心情变得格外沉重。"临时夫妻"现象在农民工这个庞大的群体中比较隐秘，让人难以启齿，却是实实在在存在着的社会问题。去走访外来务工人员大量聚居的地方，一提起"临时夫妻"四个字，"欲说还休"成了多数被访者的选择。调查发现,"临时夫妻"确实客观、真实地存在于我们周边。我们还原了部分"临时夫妻"的生活样本。这些样本背后,是他们的酸甜苦辣。

农民工背井离乡,不能夫妻同时在一个地方打工。即使来到同一个城市,因为所在的打工地点不在一起,他们为了节省租房的费用,也只能选择各自住在集体宿舍里。他们的年龄都是性活跃期,性压抑是他们面对的最大困惑。

郑大哥的隐秘生活

郑大哥就是这样的状况。他原来是带着妻子一起出来做工的,他在一家电子厂上班,说实话,干到现在他也不知道这家工厂到底生产什么产品,因为他永远都是干相同的一个工位。他没有多少文化,只会机械地叫干啥就干啥。妻子也没有念过多少书,电子厂不要她,只能去另外一家海产品加工厂打工。两个人离得远,一周才能见一次。

开始郑大哥去妻子的工厂宿舍,可是门卫不让进去。女职工宿舍是严禁男人进入的。两人有时候就在外面的大街上漫无目的地走。想亲热不好意思,毕竟不像年轻人那样肆无忌惮。有时候实在忍不住,两口子就在外面的树丛中匆匆亲热一下。开始就是搂抱,后来胆子大了,俩人提前商量好,走到街心花园的小树丛里,看左右没人,赶快抓紧时间办事。有一次,这个城市的警察扫黄,他们刚刚亲热在一起,被警察逮个正着。

郑大哥还好,妻子受了惊吓。主要是那份屈辱,叫他们夫妻一辈子都忘不掉。警察不听他们解释,叫他俩抱着头蹲在广场上。因为

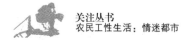

是统一行动,警察还在继续抓捕卖淫妇女。可怜的郑大哥两口子就这么衣衫不整地蹲着等。广场上围了很多人,指指点点。妻子眼泪哗哗往下掉,这么大岁数了,丢的这份儿人,遭的这份儿罪,真是叫人难以启齿。那天晚上的经历,叫郑大哥一辈子都忘不掉。又是审问,又是笔录,又是给单位打电话,折腾了老长时间,第二天上午才放他俩走。妻子后来就不想出门打工了,回老家一心种地,照顾老人。因为受到了惊吓,郑大哥的妻子每次过夫妻生活的时候,都莫名地紧张,浑身颤抖、冒汗,弄得郑大哥也不能尽兴。

郑大哥一个人在中国这个南方城市继续打工。随着年头多了,工资也在逐渐上涨。他目前在工厂外面的平房区租房住,可是他打电话回家总是跟妻子说还住在集体宿舍。因为,他是跟一个女人一起合租的房子。郑大哥始终不肯跟妻子离婚,就是回去没有夫妻生活也从不抱怨。两口子有时候就抱着睡,那次扫黄被抓的经历给他们内心留下了沉重阴影和很大创伤。

我提议要去他的出租房看看,他爽快地说:"去吧,没事的。像我们这样的情况,那边多着呢。"

走进郑大哥居住的地方,到处都是这样的房子。这里的房东基本不住在这里,整个区域里面基本都是租房住的房客,而像郑大哥这样的"临时夫妻"为数不少。大家表面上都不说,其实心照不宣。共同的生活境遇,叫他们互相理解。"临时夫妻"成了不是"秘密"的"秘密"。

我想见一面跟郑大哥临时住在一起的女人。郑大哥犹豫很久还是答应了,但是回去跟那个女人一商量,对方坚决表示不能接受。郑大哥保证说没事,但是那个女人还是搬出了租住的房子。郑大哥打几次电话,她才接了,解释半天,关系才算缓和。

这个小插曲总算风平浪静了,我不再敢提出这样的要求。郑大哥说了,她晚上就搬回来住,毕竟俩人在一起住着感觉挺好,不会那样轻易就分手的。要是这点儿小小的考验都经受不住,当初郑大哥也不会跟她好了。

说起现在的临时女友,他的眼神始终炯炯地放着亮光。看得出来,郑大哥对这个临时女友还是喜欢的。

跟郑大哥聊天,自然避不开那次扫黄的经历。他觉得对不起妻子,要不是自己的要求总是太强烈,也不至于非得到树丛里面发生那种关系。一周的枯燥劳动,非但没有压制住体内的欲望,相反,每个周末,他都特别渴望到来。他要洗澡,换上干净的衣服,像热恋中的恋人那样去约会。看到妻子,他就忍不住想发生关系。第一次他们倚着树做成了那事,虽然时间很短暂,但是这种刺激特别新鲜。尤其是看到妻子紧张害羞的表情,更加刺激了他的大胆行为。郑大哥说羞涩是这个世界上最美丽的表情,妻子越是这样,他越是喜欢。

几次都没有什么事情,路过的人偶尔会闯入视线,但是很快就消失掉了。没有谁会真正关注他们究竟在做什么。这个时候,偏偏就出事了。因为周围经常有卖淫女出没,警察突击抓捕,当场就抓获了他们。

"当时我就感觉老婆受到了刺激,主要是那份儿屈辱。她就不断地哭,我心里一横豁出去了。我们是正常的夫妻,怕什么?一会儿询问的时候就水落石出了。到了派出所，事情我都讲清楚了。我们有结婚证明，我们也想有个地方过夫妻生活，可是工厂的宿舍人多，没有条件。警察核对了我们的身份证，看了结婚证，也感觉没有办法。第二天她打工的那个工厂来领她，我是自己回去的。回去以后就有人给我打电话，说我老婆生病了。连吓带羞，她回去就病倒了。开始高烧，以为是感冒。后来发现不是那么回事，她心里坐下病了，总是疑神疑鬼的，怕叫孩子知道，怕叫老人知道，说到时候回村子就没脸待了。我说没事，东莞离咱东北老家远着呢，没有人知道这事。她还是不行，害怕，羞愧，老做噩梦，梦见她爸爸说她不知廉耻。她爸爸都殁好几年了，这不是见鬼了吗？我一看事情不行，就把她送回了老家，这样她才安静下来。为了照顾她，我也半年没去打工，原来的工作也辞掉了。钱赚得再多，人没有了也等于零。等她稍有好转，我们就在一起亲热，这个时候才发现，厄运其实并没有远离我们。只要一脱掉衣服，她就浑身颤抖，打冷战，牙齿互相碰撞，紧张得咔咔响，根本没有办法同房，这样的事情你说我们跟谁去说？找大夫更不行，她哪里受得了，羞于启齿啊。在家时间长了，也不行，土地不多，不出去打工赚钱不行。老婆就很歉意，觉得对不住我，打发我出来打工。其实她知道我性欲强，身边没有女人不行，就是睁一只眼闭一只眼。"

我问："跟这个临时女友是怎么认识的？"

"都是缘分。她的老乡是我工友，她开始想把自己的丈夫介绍到我们打工的工厂来上班。后来事情没成，她请老乡吃饭，老乡就带着我，就这么认识了。知道她在附近一家服装厂打工，彼此留了电话。

有一次她生病了,要去医院,没有人陪着。她给那个老乡打电话,老乡又回老家去了。没有办法,她就把电话打给了我。我去医院照顾她,把她感动了,觉得我人本分。出院以后的一天,她约我出去吃饭,吃着吃着就哭了,说她家里的事情。她的丈夫不务正业,不管孩子,也不管老人,就知道自己喝酒赌钱,出去打工,一年到头也赚不到钱。没有办法,她才出来打工的。那天晚上她喝多了,我不知道她住哪里,没办法送她回去,就把她送到一家小旅店里。我要走的时候,她抓住了我的手。于是我就没走,一晚上她都抓着我的手不松开,我也没有脱衣服,一直陪着她。一直到天亮的时候,她醒了。见我一直陪着她,很不好意思。我们不上班是要扣钱的,上次她生病害得我差点儿被工厂辞退。那天我们之间什么都没有发生。一周以后,我们再次聚会,一起喝酒吃饭,然后就又到那家小旅馆开了房。这次,我们都深思熟虑好了,所以就在一起了。"

我问:"那你们想过以后怎么办吗? 就这样永远临时下去吗?"

郑大哥说:"咋没想过? 但暂时没有别的办法。自从去过小旅馆以后,彼此感觉是那样的好。她这方面的生活挺压抑的,我们在一起的时候,我能够感觉得到她对这事的渴望。后来总去小旅馆钱花得多,她抢着埋单,我是男子汉,不能叫一个女人花钱。我自己承担,负担也不轻。我们都是打工的,知道彼此赚钱的辛苦。那时候我们一周来开房一次,整晚上都不闲着,第二天上班打不起精神来。我们俩都意识到这个问题了。这样不行,因为一周才能见一次,所以见了以后控制不住。她就提出来租房,租金我们俩共同出。吃饭也在一起,算

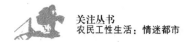

下来，比在别处还省钱。我开始也不知道这地方有房子出租，从来没有想过。都是她跑的，住进来以后感觉很好。每天下班有个家的感觉，一般都是她做饭、洗衣服，我负责采买什么的，重体力活都是我来干。

"在一起吃饭，在一起说话聊天，有人照顾了，身体满足是一方面，重要的是心里不孤单。这样因为每天在一起，亲热的次数也不必太集中了，第二天的精神就好了。我心情舒畅，她的脸上也总是红光满面的，她工厂的工友说她开始恋爱了。说实话，我们在一起的感觉，真的像在度蜜月一样。

"对家里我们都隐瞒了实情，在工厂那也没有人过问这事。都是个人的私事，谁都不会管。但是我想我老婆是知道的，虽然我经常给她打电话，但装不了。真的假不了，假的真不了，真事是伪装不了的。我怎么也表现不出对她的想念和渴望，因为每天晚上有可心的女人陪着我睡觉。她也是，有几次她丈夫半夜打电话给她，还有一次我们正在亲热的时候手机响了，她吓得脸色都白了，我抓住手机不叫她接。我知道这个时候接，她肯定露馅，就给她做工作，说睡着了，没听见，或者说手机静音了。她稳定下来以后，我叫她打回去。但是我听得出，她声音还是颤抖的。幸好她那混蛋丈夫只关心要钱，没有发现她的不一样。"

郑大哥的这种生活是属于隐秘的，他和她都不知道这种生活还能维持多久。他们平时在一起就像一家人一样，但是他们不敢提未来，不敢想未来。未来是什么，在他们眼里是未知的，是害怕面对的。当有一天他们分开，他们不知道该怎么面对。他们偶尔也一起看场电影,出去吃顿饭。他们现在最珍惜的就是彼此能够在一起,好好享受,好好珍惜。他们相约,等到不得不分手的那一天,不管什么原因或者理由,他们要彼此少一点儿伤害,少一点儿遗憾。

郑大哥是个热心肠,他带着我走访了一些"临时夫妻"的家,确切地说是临时的巢穴。他们因为共同的生理需要和精神渴求走到一起,但是毕竟这是逾越了传统的道德和伦理底线,不正大光明,也不能心安理得。这一点,他们内心明白。所以,每次提及"临时夫妻"的话题,他们绝大多数都含糊其词。

在跟郑大哥的接触过程中,我一直在想象他老家妻子的生活状态。一想起她的遭遇,我的心就非常沉重。一对正常的夫妻,却要到街头亲热,这样的事情听起来多么的荒诞和心酸。他们应该被指责吗?造成他们这样的尴尬处境究竟是什么原因?"临时夫妻"是该受到道德的谴责,毕竟,这些"夫妻"并没有得到法律的认可。在人性和法理面前,我们该倾向于哪一边呢?

假戏真做后的苦果

周天的老家在河南,家里弟兄多,父母也多病。因为家境困难,周天只能做了邻村一家的上门女婿。处对象的时候,跟未婚妻的关系还不错。无奈的是结婚以后,岳母家人口多,小姨子好几个,叽叽喳喳地总是闹矛盾。跟妻子生了一个女孩后,更加不受岳母一家待见。

这件事情,叫周天有点儿哭笑不得。因为自己家里弟兄太多,所以才选择了做"倒插门",生男生女,其实应该是男方家在乎的,但在自

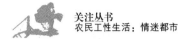

己的生活里面,恰恰颠倒了,女方家开始喋喋不休地埋怨。周天还不能跟他们对着干,因为他知道,生男孩还是生女孩男人是关键。什么 X 和 Y 的染色体,还真跟自己有关系。在跟岳母一家持续不断的争吵中,妻子也挺为难。周天的脾气不好,一来二去,妻子也倾斜了天平,跟一家人一起对付周天。

家不是讲理的地方,家是说爱的地方。这点,周天当时年纪轻并不懂,好激动,一激动说话就重了,伤人伤己。后来他只好出来打工,有时候一出去一年才回家。回去也合不来,继续争吵。渐渐地,周天感觉自己是这个家庭里面多余的人。尤其是最近的几年里,村子里很多人家都发财了。翻盖新房的,换大门楼的,买小轿车的,这叫岳母一家很是羡慕。周天的心里变得很敏感,有一点儿风吹草动,都觉得是针对自己。

这样一来,周天出去打工的时间就越来越长了。两口子离多聚少,感情淡薄了许多,夫妻之间的生活也少了。周天身体是需要释放的,可是常年在外面,他打工赚钱有数,年底拿不回钱,肯定是争吵。周天慢慢学会了调控关系,他不再跟家里说实话,这样赚钱也就不被控制了。有了自主权,周天也没有放纵。一起的工友有找小姐的,周天感觉恶心。一点儿感情都没有,上去就是赤裸裸地干那事,这跟动物有什么区别呢?

这个时候,周天遇到了来自安徽农村的女人郭梅。郭梅的情况跟周天也差不多,因为跟丈夫生了两个女孩,被公公和婆婆瞧不起,她一气之下就来到这个城市打工了。俩女儿一个是爷爷奶奶带着,一个是姥爷姥姥带着,丈夫在家乡那边务工,不舍得出来。有一次郭梅听到了婆婆跟丈夫商量,叫他离婚,再找个女人给他们家生男孩延续香火,郭梅就彻底心冷了。她知道作为一个女人,经济上如果再不独立,那她在家里就更什么都没有了。

来到陌生的地方打工,郭梅尝遍了其中的甘苦和辛酸。劳累,白眼,忙碌,这些都难不住她,最难挨的是无边的寂寞。有时候在街头电话亭,她给家里打电话。可是丈夫寡言,没有一句热乎的体贴话,他只会问:"有事吗? 没有事我挂了。"郭梅委屈的眼泪哗哗往下掉。没事就不能打个电话了? 她感觉自己活得很失败,自己的男人陌生成这样。

人在他乡,郭梅品尝到了落寞和孤独。她内心深处渴望爱,渴望被关心。有时候,她甚至渴望有个男人抱一抱自己。有时候在工厂外面的小广场上,郭梅看到情侣们在一起恩爱地接吻拥抱,她的心就发紧,每次都要回到宿舍委屈地哭一场。

有个湖北的姐妹不久前在车间突然晕倒了,送到医院检查才发现她得的是子宫癌。可是叫人气愤的是老家的男人来了,放弃了治疗,说癌症是治不了的,不能人去钱空,把她带回了老家等死。郭梅很伤心,她好像从姐妹的遭遇看到了自己的将来。她觉得自己劳累奔波一切都没有意义。

郭梅的内心有了变化。她不再想着别人,自己对自己好些才不枉这辈子。

其实,这些临时夫妻都是彼此内心有想法以后,才能自由组合在

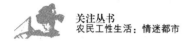

一起的。尤其是女人，她要是想明白了，就没有什么事情不能做。郭梅有一天帮助自己上铺收拾床铺，发现姐妹床上有个东西，细看才知道是女性自慰器，脸马上红了起来。郭梅一直不敢跟姐妹问起这件事情。有时候半夜的时候，郭梅听到上铺姐妹扭动床铺的轻响，郭梅的心怦怦跳个不停。那东西跟男人的性器官一模一样，郭梅白天上班的时候，眼前老有那个东西在晃，晃得她心里发慌。

郭梅自己也知道，出轨的事情早晚要发生。

周天这个时候就闯进了郭梅的生活。郭梅是相信命运的，不然茫茫人海中，为什么非得两个人相遇并发生故事？周天和郭梅共同的境遇叫他们无话不谈。俩人其实都很理智，知道自己在做什么。因为老人和孩子，周天是不能离婚的。而郭梅不同，她自从认识了周天，就不再惧怕婆婆一家随时提出跟她离婚。

他们开始只是在一起聚聚，吃饭，聊天。后来有一天晚上，周天送郭梅回工厂宿舍。在小广场那边看到了一对情侣忘情地抱着接吻，周天就大了胆子揽住了郭梅的腰，郭梅情感的闸门似乎就在等待这一刻，她扑上去狠狠地吻了周天。

开房是郭梅提出来的。周天没有干过这种事情，不知道去宾馆怎么弄，郭梅也只是听说，他们就红着脸去宾馆。结果他们因为害怕走进的是那种高档的宾馆，服务小姐给他们开的房间是400块的。周天犹豫了一下，还是掏钱了。周天内心是心疼钱的，可是他们实在不知道怎么办，不知道去哪里才能把事情做好。郭梅也很感动，她感动眼前这个男人，知道400块钱对他来讲意味着什么。在宾馆的床上，两个人彻底放纵了一次,他们把压抑许久的能量全部释放了出来。

周天和郭梅好了以后,再不去这种高档宾馆了。俩人商量了一下,就租了房子,组建成了"临时夫妻"。俩人一起上班,所有的花费都是 AA 制。郭梅是幸福的,每天晚上她尽情跟周天缠绵温存。她已经不再打电话给老家,她在等待着那早晚会来的离婚书。

周天也发生了很多变化,他变得开朗乐观起来,浑身有了活力。跟自己妻子这么多年,他一直性事不强。听人家说,只有不行的女人,不存在不行的男人。郭梅总是在床上鼓励他,周天就感觉自己是英雄一样威武,两个人的生活过得和谐美妙。

自从周天在郭梅这里找到了自信,他也逐渐疏远了老家那边的妻子。这是郭梅愿意看到的,因为郭梅在跟周天组建"临时夫妻"的一年多时间里,彻底爱上了周天。她鼓励周天离婚,放弃不幸福的婚姻。周天一直犹豫不决,不知道怎么处理这件事情。好在一年才回去一两次,周天也不用为这事分心。

可是老家的妻子觉察到了周天的变化。过去不管咋争吵,正常的夫妻沟通还是有的。还有,周天是一个有责任心的男人,他很关心自己的女儿。可是这一年多来,周天逐渐疏远了这边,打电话也显得心不在焉的。岳母一家仔细打听,终于知道了周天外面的秘密。

岳母带着妻子和小姨子们来周天打工的地方捉奸。周天事先也不知道,照样过着自己的日子。被岳母一家堵在了屋里,小姨子们和妻子一起围殴郭梅,还要扒光郭梅拉出去示众。看着郭梅绝望的眼神,周天压抑许久的愤怒爆发了,他顺手拿起了一把菜刀,砍向了自己

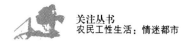

的亲人们……

妻子被砍得最严重，构成了重伤。周天被抓，在等待着法律的惩罚。岳母一家起诉离婚。郭梅也在那次事件里受伤了，但是她出院以后，又回到这个地方打工。她去监狱看望周天，跟周天保证，不管法院最后判他多少年，都会等他出来，然后两个人一起办理结婚证。可是，从"临时夫妻"的住所重新搬回自己的宿舍，郭梅再次要跟寂寞斗争。这一次经历像一场梦境一样，时常叫郭梅感觉恍惚。

"临时夫妻"有的是产生了真正的感情，可是对双方的家庭都不是什么光彩和幸福的事情。经历过这场变故以后，他们的爱情是否还充满激情就不得而知了。

我们见到郭梅的时候，她整个人显得消瘦了很多，人也很木讷。跟周天经历了一场轰轰烈烈的爱情，她显得疲惫不堪。说起这件事情，她马上伤感起来。周天的岳母坚持起诉，周天构成故意伤害罪，还没有最后宣判。郭梅这边也不安定，老家的丈夫也听说了这件事情，明确表态，他不会离婚，除非郭梅拿出 10 万块钱来。这样的结果郭梅是没有想到的，面对着这一切，郭梅只是轻轻叹息："走一步算一步吧。"

"大嫂"和"二嫂"的战争

"临时夫妻"因为它的不合法有违伦理道德，从而备受指责。曲志强就是这样的情况，认识他的工友都说这小子有艳福，管他的原配夫人叫"大嫂"，而管他的临时妻子叫"二嫂"。

第四章 / "临时夫妻"的故事

殊不知夹在这大嫂和二嫂中间的日子也不好过,这期间的甘苦只有曲志强自己心里知道。像绝大多数农民工一样,曲志强也是白手起家的。在这个城市打工拼搏很多年,先是在一家小手工作坊里面做工,老板很赏识他,把小企业交给他打点。渐渐地,他羽翼丰满,因为老板转项发展,就把这小企业转给了他。自己做了老板,曲志强如鱼得水,别看企业小,生意做得不错。家乡的老婆没有多少文化,也不愿意出去闯荡,对于工厂的事情也不感兴趣,那些年,曲志强几次要求老婆出来帮衬自己,都被拒绝了。

曲志强招聘了几个助手,也都不是很满意,基本都是干一段时间走人,很少有能够长期工作的。后来他认识了一个老乡,她叫张梅,就是后来工人们叫的"二嫂"。张梅的丈夫原来就是一个普通瓦工,在建筑队干活的时候,从脚手架上掉下来,下肢摔得失去了知觉。家里债台高筑,张梅跟丈夫的感情其实很好,她只好出来打工。没有地方去,也没有人介绍,她就在一家建筑队的工地上开搅拌机。她的一个老乡在曲志强的工厂打工,她就托他介绍,结果,第一次见面曲志强就看中了张梅。

张梅身材匀称,相貌不错。曲志强自从见张梅第一面,心里就开始喜欢她了。张梅来单位工作,因为读过高中,人也聪颖,很快就把业务做得风生水起。曲志强不断提拔她,给她涨薪水,直到做了办公室主任。有时候有客户,曲志强就带着张梅出去陪。看张梅得心应手的风度,曲志强更加喜欢她了。

喜欢以后,曲志强就有了冲动,他不断地向张梅示好。张梅也知

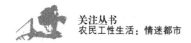

道曲志强的想法。打工这么长时间，张梅知道曲志强家里的情况。但是张梅是一个比较传统的女人，她不愿意做小三，不愿意被人指指戳戳。何况家里还有孩子，还有一个瘫痪的丈夫。她不能背叛他们，更不能丢下他们不管。张梅知道，自己是家里的顶梁柱，离开她，这个家就散了。

对曲志强的暗示，张梅一直装傻。曲志强有点儿着急了，干脆就摊牌。趁着有次陪客户喝酒，曲志强把房间的钥匙递给了张梅，直接提出了住在一起的要求。那次张梅没有给曲志强面子，把钥匙当着客户的面摔在了桌子上，扬长而去。

张梅以为得罪了老板，自己肯定要被开除。她做好了准备，一直等着曲志强下令。结果，曲志强一直按兵不动，张梅反倒坐不住了。她借口身体不舒服，待在宿舍里没去单位上班。想不到曲志强亲自上门道歉，诚恳地说是他喝酒失态了，其实内心是真心喜欢张梅，既然张梅心里没有自己，这事以后不提了。还有，不做情人也可以，要张梅好好安心在单位工作。

曲志强的举动，张梅是没有想到的。曲志强走以后，张梅百感交集。她不装病号了，主动去上班，工作做得更加细致有效率了。曲志强果然说到做到，再没有骚扰和暗示张梅什么。这样，张梅心里反倒有了好感。

经常和客户聚会应酬，有时候张梅和曲志强要一起出去。自然免不了去娱乐场所，喝酒，唱歌，有时候找小姐按摩什么的。每次结账的时候，都是张梅经手。她渐渐发现，结账的账单上看曲志强是不找女人的。

有一次客户缠着曲志强,也给他找了一个小姐陪酒。张梅心里特别别扭,借故离开,回到宿舍以后就大哭了一场。这个时候,她听到了敲门声音,打开门一看,竟然是曲志强。张梅问他为什么没跟小姐继续喝酒调情。曲志强红着脸说,他不喜欢那样胡搞,再说,他的心里只有张梅一个人。

张梅再也控制不住自己,一头扑进曲志强的怀抱里,感受着这个大男人的温暖。张梅那天晚上把自己交给了曲志强,两个人如鱼得水一样欢愉。经过无数次的碰撞,两颗心终于融在了一起。从此张梅就顺理成章变成了二嫂,工厂的事情大多数也由张梅出面打理。

世界上没有不透风的墙,老家的妻子很快就知道了曲志强和张梅的事情。跟绝大多数夫妻一样,故事情节没有什么新意。打架,争吵,哭闹。经过了几个回合的较量,大嫂在战斗中成熟起来了。她后来采取了不问不管的计策,不过,她每年总要探亲几次,因为在名义上她还是正房夫人。大嫂来,二嫂就得给让地方。

张梅在这个步骤的较量中吃亏不小。张梅有些伤心,自己这是什么身份呢?大嫂来了,有说有笑的,做饭,洗衣服,晚上自然要跟曲志强睡一张床,睡在一张床上自然就会发生那种事情。不管曲志强怎么解释,毕竟他们要睡在一起。张梅感觉气愤,尤其是大嫂走了以后,这个二嫂上岗的时候,讨厌房间里她用过的一切东西,床单什么的都要重新换掉。张梅逐渐开始抱怨曲志强不该当初拉自己下水……

最难挨的其实还是曲志强,他现在夹在夹缝里进退两难。一边是

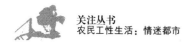
糟糠之妻不能下堂，一边是红颜知己不忍分手，何况现在大嫂改变了策略，基本上默许曲志强胡作非为。反正你跟张梅怎么样都成，到时候我提前打电话给你，要过来看望你，你就得想办法哄走张梅，这样累不累啊。

大嫂的心机更胜一筹，张梅进退维谷。闹心，屈辱，她不想看着有女人分享自己心爱的男人。她稳不住，反倒叫曲志强感觉她不懂事。大嫂的隐忍，很快博得了其他亲戚的同情，包括这个工厂的工人，都在看笑话一样看张梅他俩的关系。

张梅的丈夫也不是不知道，对此，他保持沉默。每次回家，张梅都感觉非常愧对丈夫。可是，覆水难收，眼前的事情不好解决。

大嫂还有办法，她对公公和婆婆一直很好。公公和婆婆立场坚定支持她，一起声讨"临时夫妻"，声讨张梅，曲志强还是一个孝顺的男人。张梅眼看着曲志强离婚无望，逐渐处于劣势，大嫂带着公公婆婆过来施压，曲志强无奈，跟张梅商量，叫张梅辞职。

张梅真是伤心欲绝了，辞职以后回了老家，打算以后再不回来了。可是，面对现实，张梅不得不再次妥协。丈夫不能劳动，也不能过夫妻生活，孩子上学需要钱，老人看病也需要钱。张梅离开了曲志强的工厂，她到哪里也赚不到那样多的钱。一个月以后，张梅再次把手机开通了，她收到了曲志强上百个短信和未接电话。张梅犹豫很久，还是拨通了曲志强的电话。在电话里，俩人重归于好。

张梅再次妥协了，她重新回到打工的城市。这回，她没有去曲志强的工厂，而是到了曲志强一个朋友的工厂做副总经理。那个老总也很欣赏张梅的办事和工作能力,所以给的待遇也不低。更重要的是,曲志强给张梅买了一套房子,在高档小区,房产证上的名字是张梅。因为出入都是要划卡的,曲志强的家人无法进入,也不知道曲志强金屋藏娇。

现在张梅和曲志强还是"临时夫妻",只是他们属于那种经济条件比较好的。大嫂和二嫂的战争还在继续,张梅不知道自己这样的"临时夫妻"何时是个头。感情这东西,其实也说不明白。早些年不是有首歌嘛,唱得多好:"这就是爱,糊里又糊涂,这就是爱,说也说不清楚……"

和着舒缓的音乐,张梅一直娓娓道来,讲述的仿佛不是她自己的事情。她看着我说:"你看到了吗?"我不知道她问的是什么。她说:"皱纹啊,我有皱纹了。女人这个年龄是最怕老的。年华老去,青春不再。"她撩了下长发,"我头发也是染的,已经有好多白头发了。他不知道。"她安静地看着我,无奈摇头。

知道了又会怎么样呢?很显然,她对自己的未来充满了忧郁。是啊,她的身份现在的确有些尴尬,那边要扮演好妻子和好妈妈的角色,这边还要做女强人,在曲志强面前,她更不愿意自己苍老。因为对爱情的不信任,使她无法心平气和地面对这段感情。她现在唯一能做的就是拼命攒钱,还有曲志强给她买的房子,她觉得那是她老有所依的资本。有时候她感觉无边的落寞,看似她拥有很多,放手一抓,却是一片虚无。

寂寞难耐——走出"泥潭"又有多难

找到她采访费了很大周折,她有倾诉的欲望,却又不敢面对自己

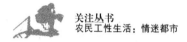

的生活现状。她说她现在处于人生的旋涡之中，她怅然若失，不知道该怎么面对。

来到这个地方打工，她选择了租房，她受不了集体宿舍的喧嚣。天南海北的人，什么习性的都有。集体宿舍不卫生，有的姐妹还往宿舍里偷着带男人。有一次她下班早，回到宿舍发现不对，还没有来得及撤身出去，对面床铺的蚊帐脱落，一个姐妹正跟一个男人赤身裸体地做那种事情。这叫她又气又羞，委屈的眼泪直打转。她实在是没有办法适应这里的生活，没有任何隐私，人们都没有尊严地活着。

她生得眉目清秀，在老家的时候是村子里的骄傲，是村子里最好看的姑娘。上学的时候成绩也很好，大学的学费高，父母只能供一个孩子上学。她要是去了，弟弟就没有机会了。一狠心，她放弃高考，没有读完高中，选择了叫弟弟考大学。她辍学了，先是在村里办一个幼儿园，那几年她教孩子很是出名。后来她嫁给了邻村的一个退伍兵。她心里喜欢军人的气质，喜欢神气的军装。可是浪漫只持续了恋爱的阶段，结婚以后，丈夫腰脱，干不动重体力活。她很能干，在婆家的村里开了家小超市，现在都是送货上门，也不用奔波进货。但是她感觉跟丈夫两个人一起看着一家薄利的小超市，日子很拮据，就跟丈夫商量，自己出门打工。

其实她自己的内心是渴望男人爱抚的。刚结婚的时候，她跟丈夫很恩爱，夫妻生活也很和谐。丈夫身体好，花样也多，她能够享受鱼水之欢。自从丈夫腰上有病以后，虽然夫妻生活还是有的，但是质量明显不行了。丈夫腰疼，对性事的兴趣也不那样浓了。

她不愿意看到同宿舍姐妹的"性福"状态。她有文化,知道女人是需要男人雨露的滋润。长时间没有那种生活,她感觉到自己情绪很坏,内心焦躁不安,脸上也时常会起疙瘩。她内心很羞涩,每个月总会有那么几天,强烈地渴望跟男人在一起。她受不了外面的刺激,何况同宿舍姐妹那跟男人夸张地缠绵在一起的裸体。她虽然愤恨反感,可是夜深人静的时候,那样的场景无数次在她眼前晃动。甚至她无数次地想象那个女人是自己。她有点儿不能忍受,有时候起来冲凉水澡来缓解这种压力。

更糟糕的是,她以为自己租房出来就免除了这种骚扰之痛。可是,租住的房子隔音效果很差,隔壁都是那种"临时夫妻"的住所,晚上的床第之事声音很大。她不想听,可是奇怪的是越是这样声音却越清晰地钻进耳朵,搅得她彻夜不眠。久而久之,她感觉自己患上了神经衰弱,萎靡不振,工作不在状态。一起打工的姐妹们趁机嘲笑她,不想在集体宿舍住,原来是去外面跟男人办事方便啊,一晚一晚不睡觉,还说我们不好,自己却管不住自己。

她有些不能忍受了,有一次隔壁又开始叫床,声响很大。她愤怒地踹隔壁的房门,叫他们滚出去。隔壁果然消停了,第二天,对方还顺着门缝塞进一张纸条,意思是抱歉打扰。可是没过几天,又涛声依旧了,气得她再次半夜踹门。这次没有那样幸运,门开了,一个衣衫不整的女孩子跟她大吵了一架。她跟那女孩子打了起来。这个时候,她也看清楚了隔壁的男主人,一个有点儿秃顶的中年男人。

这次争吵以后,她才知道这个中年男人一直找的是临时女友。不

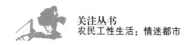
过,因为她的表现彪悍,隔壁的男人奇怪地收敛了,俩人竟然因为这件事情认识了。通过交往,她知道他在一家电子厂做小负责人,因为离家很远,自己在这里租房住,有时候太寂寞,就找临时女友。

有时候下班早回去,他喊她出去一起吃烧烤。渐渐地,她竟然感觉他不是那样烦人。回到租住的地方,各回各的屋子。奇怪的是,她竟然满脑子都是想象他在房间里做什么。因为不找女人回来,他那房间消停了。可是她却想象成自己跟他在一起……

他敲开了她的房门,过来送水果,然后他们就一直住在一个房间里没走。她在暗夜里变成了一条淫荡的鱼,尽情跟他畅游着。说来可笑的是,憎恶这样行为的她,最终跟他走到了一起。这样,他们就退了一间房子,组成了"临时夫妻"。

每年过年过节的时候,她都要回老家去。孩子在等着她,丈夫也等着她。小超市的生意打点得不错,丈夫一心一意地等她归来。晚上一起亲热的时候,她总是有些心虚。短暂的相聚以后,她又回到了城市的出租房里面,跟他一起过着"临时夫妻"的日子。工厂的姐妹们看得出来,她红光满面,神采奕奕。这一切的变化,都是因为她有了幸福的生活。

暑假的时候,孩子要来打工的地方看她,她只好跟他说了,他有些不高兴,赌气搬走了,一走就是两个月没有音信。孩子离开以后,她又开始一个人生活。寂寞再次光临到她的头上,她晚上开始想念他。她找了很多地方,终于找到了他。他在另外的地方租房,看房间里的布置,就是经常有女人跟他回来住。她心里不高兴,感觉自己受到了侮辱。离开她一周的时间都不行,他竟然很快就找了其他女人。

可是,她只能忍下这口气,把男人带回了租房的地方。她知道,她真的难以自拔了。男人回来的第一天晚上,折腾了三次才呼呼睡去。这次,他没有戴安全套。她因为生理问题,始终戴不成避孕环,只能使用安全套。这次男人说什么都不同意,他说他再不想隔靴搔痒了。看着他酣睡过去,她起身去卫生间一直蹲着,她不是安全期,生怕这次使自己怀孕,她需要明天去买避孕药物紧急避孕。蹲着蹲着,她在黑暗里就哭了。她觉得自己是一个贱女人,贱得叫自己都不认识自己了。

她想走出这段畸形的"临时夫妻"关系,因为他们在一起什么都不是,只是单纯地为了性。可是,面对着现实的无奈,她不知道该怎么去重新承担寂寞和孤单。

罂粟花,又名鸦片花、大烟花、英雄花,花硕大而艳丽,香气浓郁,是世界上最美丽的花之一。罂粟是制造毒品的原料,因此罂粟花往往也被视为邪恶之花。罂粟花的意义是一种能引领走向毁灭的诱惑,很多人愿意承受这种毁灭也要去接受这诱惑,象征着一种自我毁灭性的对美的追求。性,有时候就像一朵美丽的罂粟花,芳香萦鼻。可是这种美好,有时候叫人不可自拔,沉迷其中,带来人生的痛苦。

他失去了性的乐趣

他叫吴磊。他的家在距我老家15里的大山里。原来交通不畅的时候,这里很闭塞。后来修了公路,通了公交车。还有一条铁路从这里经过,小山村一下就变得热闹起来了。

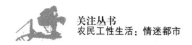

曾经，他为了性抗争过。可是，当他拥有了这份儿权利的时候，他并不快乐。

他的婚姻是在懵懂的状态下形成的，父母操办了婚事，他成了家，然后出去打工。在不断拼争的过程中，他找到了自己。有了自己的追求，有了自己的理想。

最初的生活拮据，他没有意识到自己在情感方面还需要慰藉。随着在异乡有了自己的稳定工作，他才意识到，其实自己的婚姻是没有爱情的，他披着这件并不存在的外衣过了这么多年。他第一次回村闹离婚，成为那时候全村的最大新闻。连村干部都来家里做他的工作，乡亲们更是指责他是忘恩负义的陈世美。

吴磊面对着全村人的指责无言以对。是啊，以前不是过得好好的吗？孩子也给你生了俩，每家都是这样过日子的。准是在外面遇到了狐狸精，回家来闹离婚。吴磊确实不是因为有了女人才这样，他就是不想再过无爱的日子。可是这些，乡亲们听不懂，家里人听不懂，亲人也不理解。做饭，洗衣服，睡觉，生娃娃，这不是爱吗？没有爱怎么来的这一切？

可是吴磊心里知道，自己并不爱妻子。和妻子亲热的时候，他没有任何感觉，可是被窝子里的事情怎么说得出口。父母是传统思想的老人，他们接受不了这样的现实。儿子闹离婚，孩子就没有了妈妈，这在乡村简直是奇耻大辱。母亲有心脏病，父亲也气得要跳井。搞得吴磊没有办法，经过思考，吴磊咬牙点头，答应不再闹离婚了。

吴磊再次出去打工，这下，他彻底断了离婚的念头。在打工的地方租房，不久就和一个女工友熟悉了。她对吴磊特别好，体贴照料他。

最重要的是两个人有共同的语言，说话暖心。女工友提出要和他共同租一个两室的房子，这样面积增大，俩人 AA 制掏房租还经济实惠，前提是吴磊不能有非分之想。吴磊感觉这个租房条件比较好，就说房租自己可以多分摊，做饭由女人来做，采买什么的，大家平分。

一次俩人喝酒，聊得投机，就在一起好了。女工友很爱吴磊，不久怀孕了，这叫吴磊很为难。虽然他不高兴女工友没有采取避孕措施，但是他们在一起是真的相爱，他体验到了恋爱的感觉，知道了从心里喜欢一个人的滋味。

于是，吴磊开始回家第二次闹离婚。这次，亲人们动用了更大的防卫攻势来对抗吴磊，吴磊又差点儿动摇。一想到现在心爱的女人为了自己怀孕，他就坚定了离婚的决心。妻子知道无法挽回吴磊的心，跟他去民政局办理了离婚手续，然后给吴磊打电话说，既然你恩断情绝，那我走了。

吴磊慌了，马上到处去找妻子，全村人都去找。几个小时以后，大家在水库边上找到了妻子，她已经喝老鼠药死亡了。老鼠药是剧毒，喝下去几分钟就救不活。吴磊看着妻子的尸体傻了一样。

妻子娘家人不依不饶，打上门来。父母跟吴磊划清了界限，俩女儿无家可归。全村人开始唾弃他，甚至有年轻的男人追打他。吴磊失魂落魄逃离了家乡，再没有敢回去过。

几个月以后，同居女友生下了一个胖儿子，可是吴磊怎么也高兴不起来。他目光呆滞，时常会想起妻子临死时候的电话。更要命的是，每次跟心爱的女人做爱，都不能勃起，总感觉屋子里有很多双眼睛在看着他……

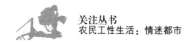

　　曾经渴望的激情，现在突然从他身上消失了。曾经刻骨铭心的体验，现在变得心事重重。现在的妻子知道他是怎么回事，帮他治疗，一直不见起色。现代医学再发达，也治不好他心理上的阴影……他们现在虽然是夫妻名分，可是他们却失去了最初的快乐和幸福。他们不知道该埋怨谁，妻子的自杀，给他们的生活种下了一颗挥之不去的阴霾种子……

　　在采访"临时夫妻"的过程中，我也接触到租房的房东。对此，他们基本都很有戒心，摇头说不知道，或者含笑不语。有的还是二房东，统一租下房主的所有房子，自己住一间，再把房子分散出租出去。还有的是中介部门直接经手，房东是见不到房客的。现在公安局要求严些，租房需要出具身份证什么的。在"临时夫妻"来租房的时候，基本都是男女单方面出具身份证，这些"临时夫妻"还是有所顾忌的。

　　在所有房东的眼里，"临时夫妻"见怪不怪了。比如现在去宾馆开房，也不用男女出具结婚证，只要有身份证就可以办理入住手续。这是社会的一大进步，但同时也增加了一些不安全因素。比如有些房客做些违法的勾当，房东跟着倒霉，甚至是跟着受到处罚。

　　游走在道德伦理和法律边缘的"临时夫妻"，从某个层面折射出农民工生存状况的艰辛，背后存在的一些问题也是社会的隐患。家庭暴力、经济纠纷、家庭解体给亲人造成的伤害，甚至是刑事案件等等诸多问题，可以说"临时夫妻"是一种不安定的关系。这种关系，不仅触碰了传统的伦理道德底线，也挑战了世俗的认知，对于社会而言，也成为一种不好界定和管理的因素。

　　关于农民工"临时夫妻"的故事，其实不外乎以下几种情形：

218

一、有的临时夫妻双方能够做到互不相扰,在一起互相照顾,一起过夫妻生活,分手也坦然面对。这样的状况看似占很大比例,其实感情这东西又怎么好界定。每个人的内心受到怎么样的伤害和震荡,只有当事人自己的心里清楚。看似是一杯美酒,其实酒味很苦涩。

二、有的假戏真做,产生了感情。跟前妻和前夫闹翻,打得不可开交,伤害了几个家庭。这类现象比较普遍,伤害也最深。最初的欢愉,酿成的是苦果。只能打掉牙齿往肚子里咽。

三、有的一方热烈,一方游戏,最终造成悲剧。

四、有的"临时夫妻"开始热烈,后来原配来探亲,双方发生矛盾。

五、有的"临时夫妻"为了孩子、老人,被迫结束畸形的感情。

……

谈钱伤感情

很多"临时夫妻"其实没有我们想象的那样恩爱,因为是半路上临时拼凑在一起的。除了解决性生活问题以外,他们也缺少其他方面的沟通和交流。首先是对方的家庭状况开始并不了解,吸引他们住在一起成为"临时夫妻"的,是共同的寂寞和对性的渴望。当激情不再的时候,很多矛盾马上就浮出水面。

激情毕竟不能取代长久的情感,脆弱的感情基础不牢固,就像一根拐杖一样,你要是把自己的全身心去交给拐杖,这根拐杖承受不住如此的重量,就会折断。

很多"临时夫妻"遇到经济问题的时候,马上就会导致情感破裂各

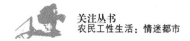
奔东西。在采访的过程中，能够得到很多这方面的线索。

小杰是一个柔弱的女子，她说话慢声细语。她刚刚跟同居的男友分手，原因就是因为经济上的问题。在一起租房住的时候，男人其实很大方的，比如房租他全部承担了，有时候生活日用品也经常往回带。可是，一涉及其他物质上的要求时，男人就表现得很紧张很戒备。在这方面，大多数男人都害怕女人两点：一是情感的依赖，生怕抖搂不掉女人，因为自己家里还有孩子和婚姻，他们更愿意互相没有要求，说过拉倒两清；二是物质上他们不愿意发生借贷关系，因为女方拿走钱以后，不好往回要。

小杰就遇到了这样的男人。小杰老家打电话，说要张罗盖房子，备料的时候缺钱，叫小杰赶紧汇过去 5000 块钱。小杰钱凑不到，她只有 3000 多块，还有三天才开工资。她跟男人说能不能先给她拿 2000 块钱，叫她应应急，三天以后，她会如数还给他。男人开始答应了，可是早上走了以后，一天没有露面。小杰急了，打电话给他。男人撒谎说，他老乡早上把钱借走了。

小杰就很生气，觉得他不像个男人。一日夫妻百日恩，自己跟他好，也是有付出的。可是关键时刻得不到心爱人的帮助，她很失望。只好等了三天，把钱凑齐寄回了老家。男人躲了三天才回来，再住在一起，小杰没有感觉了。她提出了分手，两人就争吵起来。男人说她图他钱才住在一起的，小杰不想辩论。虽然他们是"临时夫妻"，但是跟这样没有担当的男人在一起，小杰感觉自己不值得。她重新搬回了宿舍，再也不愿意理睬男人了，更不会随便去招惹什么临时男友。

找个郎君遇条"狼"

邓晓丽原以为自己找了个如意郎君,谁想到她的一往情深却遇到了一条"狼"。

邓晓丽的情况比较特殊,她丈夫一个月能够过来一次。来了,他们就去小旅馆住一晚上,亲热并不是一件奢侈的事情。邓晓丽听姐妹们说过"临时夫妻"的事情,她一直很好奇。她是那种有点儿疯的丫头,什么都想尝试一下。她知道自己的丈夫在外面是有女人的,她也不管不问,反正俩人在一起感情很好。趁着年轻,在外面疯几年也无所谓。反正等赚够了钱,回老家去租家店面好好做买卖过日子就是了。到时候,再生个孩子,日子不是很好吗?

邓晓丽在跟朋友们聚会的时候,认识了阿欣。阿欣谈吐幽默,人也长得很帅气。邓晓丽和阿欣就互相留了电话号码。第二天阿欣就打电话给她,她不方便接,因为丈夫赶巧那天来了。邓晓丽跟丈夫疯了一晚,等丈夫走了,才给阿欣回电话。阿欣说对邓晓丽一见钟情了,想送花,想请吃饭。

邓晓丽是个浪漫的女人,她喜欢这种感觉。于是,他们的约会就开始了。邓晓丽开始游走在两个男人之间,她有了电影里女主角的骄傲。阿欣很快就租了房子,除了丈夫来了邓晓丽要出去陪,其他时间,邓晓丽就和阿欣住在一起。

据说阿欣是歌手,要出唱片。邓晓丽有种侠义感觉,她尽力帮助

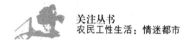

阿欣搞音乐。阿欣说，自从跟邓晓丽好了以后，他的音乐灵感不断，新创作了好几首歌曲。

有一天晚上，阿欣没有回来。邓晓丽给他打电话，阿欣在外面喝醉了。邓晓丽找到阿欣，才知道阿欣急需要钱去北京见一个音乐制作人。只要那个著名的音乐制作人看中阿欣，他就能够成功了。但是阿欣说他的合伙人现在出国了，钱都在合伙人那里拿不出来，现在到处跟朋友借但都借不来，他感觉友情是那样不靠谱。邓晓丽很心疼他，马上说，没有钱，她可以拿出来自己的积蓄。阿欣说，那不行，我是男人，不能花女人的钱。邓晓丽心疼他，第二天就把自己打工积攒下来的三万块钱，还有丈夫卡上的五万全部拿给了阿欣。她傻傻地等着阿欣回来还钱。直到一周了，阿欣在电话里还是说在北京谈事。后来阿欣干脆挂了电话，邓晓丽再打，停机了。

丈夫来看望邓晓丽，说起他们的存款，邓晓丽心里发虚。她一直天真地寄希望阿欣会回来。可是，一个月过去了，阿欣杳无音信。邓晓丽急了，到处去找阿欣的朋友打听。这个时候邓晓丽才知道，阿欣就是酒吧普通的一个歌手，因为染上毒瘾，需要钱。他根本没去什么北京，没见什么著名制作人。邓晓丽感觉天旋地转，昏厥过去。

工友帮助她报了警。阿欣后来被抓住了，可是钱都被他挥霍掉了。面对丈夫，邓晓丽知道自己玩火烧身了……

妻子的性病哪儿来的

老郭，45 岁，实际面相比年龄要老很多，这也许是大家叫他老郭的原因吧。面对"临时夫妻"的话题,他不再缄默。可是,也仅仅是诉说而已。面对家庭的现状,他很无奈。

老郭的妻子不在家,一直在深圳那边打工,是几年前自己的表姐介绍妻子去深圳的。老郭的妻子比老郭小八岁,当初是媒人介绍成家的。感情也说不上好不好,反正千百年村子里的夫妻都是这样过来的。要不是妻子出去打工,他们的婚姻也不会出现问题。

老郭身体不好,干不动那种严格限定时间的工作。家里的土地需要人侍弄,孩子老人离不开人照顾,两口子只能出去一个打工,一个留守。妻子很体贴老郭,就跟着老郭的表姐去深圳打工了。开始的一年还好,妻子时常打电话回来,后来情况就不对了。老郭的表姐也打电话给老郭,叫老郭把妻子召回老家去。老郭隐隐感觉到了表姐的为难,知道妻子一定在外面有事了。

后来表姐和老郭的妻子闹僵了,事情彻底摊牌,妻子在外面跟一个男人合租房子,组成了临时家庭。过年回来,妻子打扮什么的也发生了明显的变化。老郭一直忍着,可是晚上的时候,妻子拒绝跟老郭亲热。这叫老郭非常恼火,他知道妻子在外面确实有了男人。

家丑不可外扬,为了孩子,为了这个家不散,老郭都忍了。

孩子很快就上初中了,土地出产也不错,老郭就给妻子打电话,叫她回来,不用再出去打工了。妻子不愿意,她已经不习惯在乡下的生活了。就这样来回拉锯几年,妻子架不住亲人们的轮番上阵做工作,终于回来了。

老郭跟妻子有了夫妻生活,可是他不久发现自己得了性病。老郭

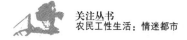

知道妻子是怎么回事了,他仍然忍着,去找医生治疗。问老郭心里怪不怪妻子,老郭眼含着泪花说:"说不怪是假的,我也是男人,她在外面给我戴绿帽子,我心里能好受?可是,想想她也不容易,跟我过日子,虽然不挨打挨骂,但是也没享福。她也是有血有肉的人,会有七情六欲。我自己还不知道吗?那些年,她在外地不回来,我一个老爷们咋熬过来的,我心里最清楚。所以,现在只要她好好过日子,我既往不咎,啥都不说。还不是日子过得紧巴,要是生活条件好,也不至于叫她出去打工。现在就看她收心不收心,她有时候总在手机上聊天,小声的,生怕我听见,我知道她是跟谁通话。我尽量不去管,只要不离开这个家,孩子就有盼头,我也没啥,都四五十岁了,做不做那事也不在乎了……"

农民工组成"临时夫妻",不单单是生理需求的原因,精神空虚也是一个方面。他们的业余时间太少,娱乐活动太少,交际圈太窄,封闭而密集的"群居"环境,亲人的关心关怀又少,就很容易产生各种各样的身心困惑,有许多无法回避的实际问题。其实,农民工的要求简单得不能再简单,他们只需要一个相对独立的空间,一个关心体贴的伴侣。这个空间里面能够为他们摆下一张床,和相爱的人生活在一起,或者能够定期团聚。

农民工长期在这种极不正常甚至有欠人道的环境中工作生活,他们能正常吗?如果换成你自己,你能接受吗?在国家财力迅猛增长,很多部门、地区钱已不知如何花的今天,政府和社会为什么就不能为改善农民工的生活质量方面多做一点儿努力?足球可以狂掷几千万给了外籍教练打水漂都不响一下,却叫我们社会底层最广大的人民生活继续窘迫、艰辛。

引发农民工结成"临时夫妻"的原因,不仅有长期两地分居的问题,还有城乡文化冲击、碰撞的原因。再加上农民工业余生活的单调,使很多农民工结成了"临时夫妻",以排遣生活的单调乏味。消除农民工生活上的寂寞感,需要城市以包容的心态接纳他们,组织农民工参加其所在社区的文化生活。另外,城市还要免费给农民工组织一些有关家庭伦理和法律方面的知识培训,以增加农民工的家庭责任感。

政府还要为农民工就业创造更好的条件。为消除农民工夫妻两地分居所造成的不便,政府要通过各种优惠政策,引导农民工就近就业,减少流动性,降低流动成本。当地政府在招商引资时,在条件允许的情况下,也要尽量照顾农民工人数比较多的地方,为企业能更多吸纳当地农民工就业创造条件。

农民工就业的企业,要为消除两地分居现象担负一定的社会责任。为此,一是企业要保证农民工法定的休假时间,以便让农民工有时间回家看看;二是企业要为农民工夫妻生活创造良好的条件,必要的时候可以在食宿、工资等方面提供一定的便利或补助;三是企业要为丰富农民工的业余生活提供一些物质条件,以便让农民工在工作之余有机会参加一些健康向上的文体活动等。这三条,据笔者了解,在所能走访的企业里面,要做到简直比登天还难。民营企业家注重的是物质追求,利润最大化,他们大多不愿意投入企业的文化建设。尤其是建筑业的农民工流动性较大,实施这些惠民策略,既浪费了人力资

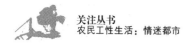
源,也消耗了财力。

　　消除农民工"临时夫妻"不良社会现象,不能从某个方面由某个部门单打独斗,唯有全社会的共同努力,我们才能做到统筹兼顾,最终达到标本兼治的完美效果。

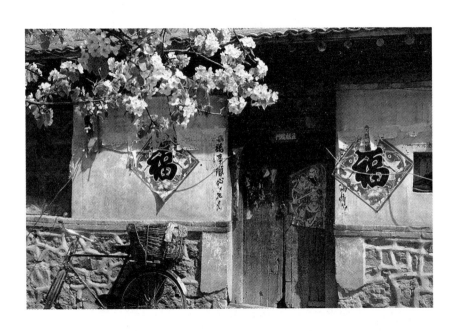

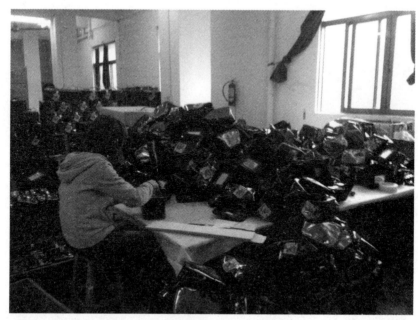

漫长枯燥的劳作

局促的锅碗瓢盆、衣食住行

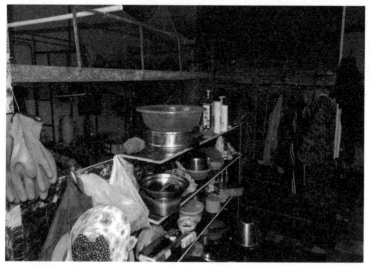

第五章　女性的天空

偌大的城市

只有一张床的位置暂时属于我

但我快乐又知足

拥有自由平等博爱的权利

这还不够吗？

可以自由呼吸

无论站着卧着，跑或者跳

可以任意行走

从城市的东面到西面

229

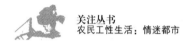
南面到北面

可以爱城里的猫狗花草

宏伟的建筑开阔的街道

谁能把我与空气隔离

谁能限制我的脚步

谁能控制我的情感

爱一切有生命的无生命的事物

……

——金晓莹《打工妹》

　　我们在谈论农民工性生活这个话题的时候，往往只关注到了男性。其实女人在这支浩浩荡荡的打工大军中也占有相当大的比例。女性不仅现在跟男性一样，担当起了社会各行各业的主力军，同时，她们绝大部分留守在家中的状况，她们的"性福"也叫人堪忧。前面我们很多叙述中，其实也涉及她们的境遇。单独提出女性务工人员的性生活来，是在提醒大家，这个地球上一半是男人，另一半是女人。她们也同样撑起了我们的半边天。

　　越来越多的打工妹走进都市，而她们大部分文化水平不高，却又处于对性懵懂好奇的阶段。因为没有正确的渠道去了解性，被人欺骗、怀孕流产、染病等屡有发生，她们的故事发人深省。

　　都市，在乡村女人眼里是变化莫测的万花筒，是五彩缤纷的霓虹。

神秘的都市,到底是天堂还是地狱,只有她们自己知道。

小保姆的梦想破灭

从山里进城找活干的二燕子,出了火车站就迷路了。她根本分不清楚东南西北,也不知道自己该上哪里能找到活干。有好心人告诉二燕子,在这座小城的中心地带有一个劳务市场。还有人指点她到中介所去看看,可是马上有人说中介所都是骗子,他们和用人单位联合起来,只要你交了钱,过不了几天就找个借口把你辞退了。一个戴眼镜的中年男人晃着一张花里胡哨的小报说,有几个乡下女孩就是上了中介所的当,被拐卖到几内亚去了。说是去割橡胶,可是到那里才知道是接待黑人睡觉。有人听了,就骂黑中介该挨枪子,谁家没有姐妹啊,咋这么缺德? 不过,马上有人提出疑问,这报纸准吗? 那几内亚产橡胶吗? 看报的中年男人发了誓,说肯定准,那地方不产橡胶哪个地方产啊? 光听那曲里拐弯的名字就是一橡胶出口大国。

二燕子离开了那群人,上了公交车。二燕子明白了,其实人家根本不关心她的事情。只不过,她的问话给他们的聊天起了一个头而已。二燕子上的是无人售票的公交车,她掏出剩下的 50 块钱,想买张票。司机有点儿心不在焉,看都没看她一眼。身后的人把二燕子挤进了车厢里,二燕子这才看见上车的人都把一枚硬币塞进了车门口的大铁壳子里。二燕子心里油然而生一股感激之情,这股感激是对城市人的好感,想不到城市人坐车也像进村里的庙一样。二燕子家的后山上有座寺庙,这几年香火兴盛了起来,来这里上香的人都要往庙

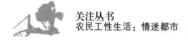
门口的纸壳箱子里扔钱。扔多少也没有人管,中午还可以在寺庙里吃顿斋饭。

二燕子不认识铁壳子上写的是啥字,她只是觉得城里人真的很好。有钱你就掏一块,没有钱也没有人朝你要。而且,坐多远的路也只向你收一块钱。二燕子牢牢记住了火车站门口那些人说的一个地名,她仔细打听好了,那地方就是坐这辆车去的。为了心里更有底,她不断地向旁边的人打听啥时候到。人们都很客气,告诉她,她要去的地方还早着呢。二燕子就站在车上四处看。她先看到的是女人的衣服,二燕子的脸就红了。这才刚到春天,城里女人的身体就多了很多裸露的面积。脖子下面露的是一片酥白,白得有点儿炫目。一个女孩子的后背几乎全部裸露在人们的视线里了……

二燕子真的为这个女孩子感到羞愧,可这个女孩子全然不顾人们的注视,说笑着拥在一个男孩的怀里。那男孩子的手始终在女孩的身上十分自然地游移,或是腰,或是裸露的后背,二燕子的眼神始终跟着那只手,很羞怯地替女孩子担心着什么。直到女孩跟那个男孩下了车,她才意识到这车上所有女人当中,她的穿着是最不合时宜的。于是,一种潜意识里的自卑感从心底某个角落里慢慢滋生出来。那一瞬间,二燕子的心情不好起来,对城市最初的那些好印象也开始逐渐变得稀薄起来。此后,她又看到了很多新鲜的东西,比如上车的人有的不往那铁壳子里扔钱,而是亮出一张纸单。二燕子认不出那纸单子上写的啥字,所以也没有去细看。还有更加令二燕子难堪的事,一个身材苗条穿连衣裙的女孩子,一直坐在背靠司机的位置。她长得很漂亮也很文静,可是,她的坐姿很不雅,裙子是向全车厢的人敞开着的。二燕子看见了女孩子红色的丝质裤头,只是薄薄地窄窄地遮着。二燕子几次想提醒女孩子,叫她合拢腿。可是,几次她又犹豫了,她的自卑没有鼓励她那样去做。况且,那个文静的女孩子几次遇到二燕子的目光时,都分明有一种漠然的东西在里面。二燕子还是抢占了有利的位置,她站在那个女孩子的面前,用自己的身体遮挡着女孩子。她确信别的人是不会看到女孩的裤头时,心里才欣慰了一些。二燕子下车时,那个女孩子很是鲜明地瞪了她一眼,可能是在责怪二燕子总在她身边站着挡住了她的视线。

　　二燕子站在梨园小区的门口时,心情是像乡下的空气一样纯净的。她深深地吸了一口城市的空气,尽管城市的空气不那么清新,可那毕竟是城市里的东西。村里的姐妹大多数都在城市里打工,回来都是浑身珠光宝气的,有的还在脖子上挂部手机,连外国来的电话都能接。二燕子好奇地听过香玉的那个电话,那里面的声音好美。香玉向二燕子显摆了老半天,一不小心还弄出来香玉的一张没穿衣服的照片。二燕子惊讶地睁大了双眼,香玉很随便地说,我丈夫给我拍的,这叫作时尚。二燕子听不懂香玉说的时尚是啥意思,可一个黄花大闺女让男人脱光了衣服去拍照,应该是一件既害羞又神秘的事情。

　　不久,天就要黑了。二燕子向人打听过了,那个劳务市场以前是有的,可后来随着小区建设的规范化进程加快,被取缔了。二燕子的心一下子又从热情的旋涡中跌落至冰点。孤身一人可怎么办呢?就这么回去?不,无数个声音在二燕子的心底抗议。二燕子的心被香玉

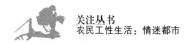

脖子上晃动的那部手机很是使劲地刺了一下，她不能回去。娘还有病，等着她拿钱治呢。娘的病是慢性病，不好不赖地折磨人。大夫说了，只要有钱就能治得好。

二燕子的晚饭吃得很随便。超市里有一块钱一个的面包，二燕子买了一个。面包在嘴里打绺，耗干了她所有的唾液。二燕子想喝水，她又去超市买，可矿泉水太贵了，一瓶要两块钱。二燕子犹豫了一会儿，还是没有舍得花钱。50块钱已经花了一块，还剩下49块，可是打工的地方还没有找到，二燕子觉得应该省着花。艰难地吃完了一个面包后，二燕子去了一趟公共厕所。二燕子其实是没有手可解的，她只是象征性地蹲了一会儿，然后将剩下49块钱中——不，应该是48元8毛钱——刚才上厕所的时候被一个老太太要去了两毛钱，拿出零头留在外面的衣兜里，剩下的她小心翼翼地卷好，塞进了裤头口袋里。二燕子的那条裤头是蓝色的，远没有公交车上那个女孩的红色好看。可是那条蓝色的裤头却有一个袋子，就贴在身体的最隐秘处。二燕子从厕所出来，下身能够清晰地感觉出那40块钱的存在。她由衷地松了一口气，为了自己的聪明，为了那40块钱的安全去处。

可是，这马上就要来临的夜里，哪里是她安全的去处呢？二燕子就坐在黄昏下梨园小区的超市门口，很茫然地注视着渐次亮起来的路灯。二燕子的鼻子里闻到了炒菜的味道，那是城市家庭里温馨的象征。二燕子想起了自己这次出来打工的原因，娘有了那样的病，爹想过很多办法治过，每次都是因为钱，都没有能够坚持下来。爹后来就想到了把二燕子嫁出去。二燕子知道爹是相中了村书记的儿子，换句话说,爹是相中了村书记家在村子里的势力,看中了村书记家的钱,有了钱娘的病就该好了。爹为了这一目的,多次暗示二燕子既然已经定了亲,那件事也是早晚免不了的事情,干脆早点儿办了吧,钱就能早点儿过来了。村书记的儿子大魁实际上也早有那样的想法,弄得二燕子几次都差点儿把身子给了他。二燕子心里对那件事是挺向往的,可是大魁的做法把那件在二燕子看来很神秘和快乐的事情做得很龌龊。

超市的老板后来拨拉醒了熟睡的二燕子。二燕子那个时候正在做梦,老板是个慈祥的老人,他对二燕子说:"孩子,你是出来找活干的吧?"

二燕子在梨园小区找到了一份做保姆的工作。

男主人是一家公司的老板,妻子也要去公司里帮忙,家里有个三岁的孩子需人照料。男主人以前就跟超市的老板打过招呼,在乡下有合适的亲戚给他介绍一个做保姆。工钱好说,关键是这个保姆人品必须得好。那天超市老板观察了二燕子半天,见她吃完面包,去了一趟厕所,竟然坐在小区门口睡着了。他就过去打了招呼,没想到二燕子真是来城市里找活干的。老板心肠好,就给二燕子引见了主人。

男主人在家里说了算,他看了一眼二燕子就马上同意了。本来,他在托付超市老板帮助找人以后,是从中介所和劳务市场请过几个小保姆的。可是,用了几天,两口子都感觉挺不满意。那几个保姆在城市里已经干了有一段时间了,油滑得很,哄孩子不认真。主人一走,对孩子大吼小叫。买菜拿回扣,青菜又不能每次都过秤,都核对价钱。再说,就是每天都能核对钱数与斤两,可是,那青菜的价钱是无法统一

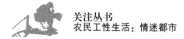

的，一样的摊卖的价格也一会儿一个样子。两口子倒不是心疼那块儿八毛的钱，而是感觉有这样的保姆在身边，心里头不舒服，日子不安生。于是把那几个保姆都辞了。正愁眉不展的时候，超市的冯大爷把二燕子领来了。

男主人很斯文，也知道关心人。尤其是他笑的样子很好看。他简单问了二燕子的一些基本情况，二燕子一一作了回答。当然，这些回答有一半是真的，比如家住在哪里，家里有什么人，自己多大的年纪等等。另一半是假的，二燕子说的时候也是迫不得已，二燕子不能跟人家说自己出来的另一个原因是为了躲避大魁的纠缠吧，说出来的话，恐怕人家就没办法收留她了。尽管二燕子对自己进城的经历描述得很一般，可是，男主人还是笑得很开心。二燕子在笑声里很难为情，她红着脸，等男主人笑过了一阵接着讲自己对城市的印象，言语中流露出对城市的无限向往和憧憬。男主人告诉二燕子，他的老家也在农村，很远很远的一个大山沟。二燕子一下子就与男主人的距离拉近了很多。尽管有时候自己也觉得自己讲的话很土气，但是她喜欢男主人的笑声。男主人的随和是她在爹和大魁身上找不到的，男主人的言谈举止也是乡村里的人没有的。二燕子突然有了一种想跟男主人倾诉的想法，她觉得只有男主人才可以听得懂她的话。连她自己也感觉莫名其妙起来，刚见了面，她竟然滔滔不绝地讲起了她在街上看到的一些趣事。实际上那些趣事在城市人眼里并不是有趣的事情，比如上公交车可以不交钱的事。男主人直笑。他反复重复一句话就是，你真了不起。二燕子知道男主人笑出来的原因，那里面肯定有一丝讽刺，但

236

是那又有什么关系呢？毕竟有一个城市里的男人在认真地倾听自己的谈话。男主人最后说，你呀，真是城市里的一只候鸟。二燕子不解地问，你说啥？

二燕子从这天开始就在城市里立住了脚。她每天的工作其实很琐碎，但是她有足够的耐心去应对。首先是那个三岁的孩子，起先总是哭，二燕子就想尽了一切办法去哄他。没过多久，孩子跟她熟了起来，睡觉的时候都不愿意离开。就是为了这个孩子，二燕子与女主人的关系一直不是很融洽。因为很多时候，孩子管二燕子叫妈妈。女主人很气愤，先打了孩子，后来又指责二燕子，说孩子小不懂事，他叫他的你为什么非得答应。二燕子没有跟女主人犟嘴，只是躲进房间哭了一鼻子。孩子再叫自己妈妈时，趁主人不在家，二燕子就狠劲拧了孩子两下。孩子哭过之后，仍然这么叫，气得二燕子又笑了起来。

二燕子对女主人实在是没有什么好印象，这里的原因不只为了孩子叫妈妈的事，二燕子觉得女主人太娇情太娇气。还有她总在男主人面前发贱，令二燕子很看不惯。不过，这个时候的二燕子还不敢得罪女主人，在这个家女主人是有绝对的权威的。她回来什么事都不做，只知道看那些时装杂志或是电视。连孩子都懒得管，难怪孩子不愿意叫她妈妈。二燕子看不惯女主人进门就快速地把自己扒得很露骨，然后坐在沙发上撒娇，要这要那，要不就是往脚趾头上抹那种挺吓人的指甲油。那颜色难看得很，这让二燕子想起了乡下的癞蛤蟆，不咬人可看着硌硬人。

二燕子学会了很多家用电器的使用方法，学会了很多菜肴的烹制

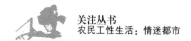

方法。二燕子识字少，男主人给买来的菜谱全是彩图，一看就明白。后来，二燕子迷恋上了菜肴制作，男主人毫不犹豫地给她买来了影碟。二燕子就着迷地看，然后照着那上面演示的去做。当然，二燕子也做砸了很多次菜肴。一道拔丝香蕉，二燕子足足浪费了二斤白糖，那香蕉的数目就更多了。这些，女主人是不会察觉的，她在家里是个吃粮不管穿的主。她只知道吃到二燕子的拔丝香蕉时很欣喜，却从来不知道过问二燕子是如何练成这般手艺的。这一切，二燕子知道是逃不过男主人眼睛的。男主人是护着二燕子的，吃到好的菜肴，男主人就打趣道，燕子，别在我家练成了手艺，跑别人家去服务啊。二燕子听到这话，心里很自豪，觉得她在男主人心目中有了一席之地。她真想脱口说，你要是愿意，我就总在你家给你做菜。二燕子的烹饪手艺在逐日提高，可男主人最喜欢吃的菜却不是菜谱上写着的。男主人吃过一回二燕子的家炖油菜，一股淡淡的油菜水气味把男主人吃得心花怒放。而女主人却不喜欢吃这道菜，坚持要倒掉。男主人则将菜拨拉进自己碗里，全吃光了。他还问过二燕子是咋做的这菜。二燕子实话实说，清水加盐加油，其他调味品都不加，这道菜就做成了。男主人说好，等你大姐不在家，你就做这道菜咱们吃。大姐就是女主人，平时二燕子总这么叫。女主人白了一眼男主人，美得你，我一天都不离开这个家，你休想得逞。女主人说这话时绝对有另外的一层含义，窘得男主人一脸绯红。

在这段时间里，二燕子学会了查字典，她查到了"候鸟"这个词条。字典上的解释是"随气候变化而迁移的鸟，像大雁、燕子等"。二燕子

238

就苦苦思考男主人当时说这句话的含义。思考不出来,她就把所有的精神头集中在了自己该做的事上。二燕子来三个月后,已经俨然成了这个家庭的一分子,男主人的关怀和生活上的舒心,让她暂时忘记了自己那个贫穷而落后的小山沟,忘记了大魁的纠缠,她觉得自己已经融入了城市的血脉中。她上街买菜、出门购物已经完全没有了初来时的羞涩与难堪。她不止一次地坐公交车,再也没有逃过票。就是在家里,空调、冰箱、洗衣机都开始越来越熟悉,完全使用自如。刚来时,她上厕所就是一大难题,坐在那豪华的坐便器上,二燕子努力很多次也没有能屙出一点儿东西来。她始终觉得城市里的人窝吃窝拉不好,那段时间,她总上梨园小区外面的公共厕所。后来身边带着孩子,总出去也不方便,慢慢地就习惯在坐便器上解手了。当她习惯了使用坐便器以后,她惊奇地发现,这种自己当初看作是不合理的行为恰恰是城市人与乡下人最大的区别之一。乡下人的厕所是旱厕,很不卫生,暖和的时候能见到长着长尾巴的白蛆爬到脚面子上来,天冷的时候,褪下裤子冻屁股,赶上来事的那几天,时常折腾得满肚子凉气。

刚来的时候不好意思洗澡,也不知道怎样调水温。男主人就替她放了水。那一池碧水让二燕子一阵恐慌,要知道二燕子在 20 年的生命里还从来没有这样洗过澡呢。二燕子大着胆子脱光了衣服,面对着镜子里自己的身体,心开始咚咚地跳个不停。一天晚上,二燕子起来上厕所,她听见主人的房间里有动静。二燕子的心一紧,她快速地回到了自己的房间里,第一次失眠了。

二燕子那次后见了男主人几天都不愿意跟他说一句话。男主人

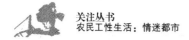
不知道是怎么回事，还打趣地问二燕子，燕子，咋了？家里有事？二燕子摇头，眼泪却不知道为啥吧嗒吧嗒地往下落。男主人以为二燕子想家了，就答应给二燕子放几天假，让回去看看。二燕子只是摇头，等主人走了之后，二燕子自己就到浴室里，放上一池碧水，大着胆子一次又一次地把自己脱光。有时候，她放肆地白天光着身子在客厅里看电视。她越来越觉得，这个世界实际上是不公平的，比起女主人，自己究竟差到哪儿？女主人的身体假的器官居多，双眼皮是拉的，皱纹是做美容做没的，胸部很像是填入一种叫什么硅胶的玩意儿。就是因为自己出生在乡下就该有这样的命运吗？对了，就是出生地点的不同让女人和女人之间有了如此明显的差别，各自的人生轨迹也相应地发生了变化。自己要是出生在城市里，说不定女主人还是自己呢。

二燕子第一次请了假，女主人很不高兴。无奈的是男主人已经主动答应过了二燕子。二燕子其实没有回家，她在最近一段时间里，已经和梨园小区以及附近小区里的一些同行们进行了紧密的沟通。可以说，如今的二燕子已经在城市的很多角落里有了朋友。这些小保姆都来自乡下，年龄也都在 20 岁左右。她们听说二燕子已经在男主人家干了五个多月的时候，第一个表现就是惊讶。她们说，你可真能忍受，要是我早不干了。二燕子说干得好好的，咋说不干啊？再说，在城市里找活也不好找。小保姆们就哈哈大笑，活人还能让那尿给憋死，活有的是，要不信你今天把活给辞了，明天我就能给你找到一家。说了一会儿，突然就一起追问是不是跟男主人有那事了。二燕子一下子就想起了那晚上听到男主人和女主人缠在一起的声音，脸就红了，姐妹们就愈发起开了哄。二燕子一再否认自己有啥事,姐妹们就最后下结论,事是肯定有了。二燕子没有办法再解释,就随她们去叽叽喳喳。二燕子住在几个保姆合租的房子里,跟她们聊天。姐妹们把很多新鲜的思想传授给了二燕子,首先是包装,二燕子一狠心买了几件时髦的衣服。其次是化妆品,二燕子第一次花300元钱买了一套化妆品。二燕子在和姐妹们交谈的时候才知道小保姆跟男主人有了婚外情还是一件真事。那个小保姆如今成了阔太太,还时常请大家吃饭呢。二燕子很幸运,她也参加了一次她们的聚会。不过,在没见到那个发达了的小保姆之前,大家都在用最恶毒的语言咒骂她是如何的风骚,可一见到她都开始说起了奉承话。只有二燕子没有说,因为那个"阔太太"是村里的香玉。

那天晚上,只有二燕子幸运地被香玉请到家中。香玉没有让二燕子走,俩人唠了将近一个通宵,香玉的丈夫没有回来。二燕子这才知道,其实,香玉的日子也过得不是很如意。香玉起初在这家做保姆,男主人已经50多岁了,太太瘫痪在床。有一天男主人趁香玉熟睡钻进了她的被窝。第二天,男主人想拿钱摆平这件事情。可是,早就想在城市站住脚的香玉不动声色,她竟然主动要求和男主人继续保持着这种不正当的关系。男主人心里很高兴,以为捡到了大便宜。谁料想香玉是有预谋的。她做爱的时候把已经忘乎所以的男主人带到了客厅里,而瘫痪的女主人正在客厅的角落里,老太太气得咽了气。男主人虽然后来娶了香玉,帮助她实现了梦想,可是男主人一直不怎么和香玉亲近,他感觉这个女人太可怕了。香玉还说,她现在还能经常感觉

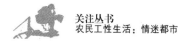
到房间的角落里那个老太太在直着眼睛看着自己，说得二燕子心里一个劲打哆嗦。二燕子说香玉姐，你咋不找个保姆做伴啊？香玉恶狠狠地说，我怕保姆也把我的丈夫勾引上床。你说，我们大山沟子里出来的姐妹，不靠这个靠啥在城市里永远待下去啊？

二燕子第二天回了主人家里，跟没事似的继续干活。可是，当天晚上，女主人就发现了二燕子的反常。二燕子收拾完厨房里的活计，回房间换了一身睡衣，把头发披散开来。男主人先是看傻了，瞅二燕子的眼神就有了异样。女主人的脸色就多云转阴了。他们不明白，这个平日穿着朴素的小保姆回了一次家以后，咋变成了这样清秀俊美。尤其是女主人，晚上卸了妆简直就没法跟二燕子比了。二燕子化的是淡妆，像一朵清新的百合花，让整个房间都香气扑鼻。那天晚上女主人和男主人因为别的事情吵了一架，二燕子知道他们吵架的真正原因。二燕子开心得很，她上了床，孩子说梦话叫妈妈。二燕子突然就有了一种冲动，她把孩子抱在自己的床上，搂着孩子睡。

以后女主人和二燕子的正面交火就不可避免地展开了。二燕子一改过去的逆来顺受，开始正面顶撞女主人。女主人很恼火，几次想把二燕子辞退，可是一来男主人不同意她这样做，还有那孩子已经把二燕子当成自己的妈妈一样，女主人头一次觉得自己在这个乡下女孩面前无从下手了。

二燕子的心情是复杂的。香玉的话给了她一点儿启发，她向往城市，她想留在城市里。她现在越来越不喜欢乡下的厕所，乡下到处都是的动物粪便，到处都是脏乱差。鉴于女主人的警惕性提高，二燕子还是考虑了很久。她现在的情况不同于香玉,香玉面对的是一个身体残疾的老太太,而她面对的却是一个比她大不了多少的城市年轻女人。她首先是想得到男主人的爱,赢得他的支持,自己才有机会赢得曙光。

那天中午,二燕子把男主人公文包里的一份儿文件偷偷留了下来。男主人和女主人走了以后,二燕子迅速脱光了衣服,进了浴室里。外面门一响,二燕子知道是男主人回来取文件了,就假装不知道有人的样子突然闯了出来,男主人一下子就呆在那儿了。而二燕子也恰到好处地把披着的浴巾掉到了地上。一具少女迷人的躯体就整个曝光在男主人的面前。男主人还是没有扛得住二燕子火辣辣的眼睛和火爆的身子,他冲动地把二燕子抱在了怀里,呼吸急促地开始梳理二燕子的每一处土地。二燕子略带羞涩地迎合着,她快速地去脱男主人的衣服。就在这个时候,门铃响了。男主人抱着二燕子羁绊着到了门口。男主人艰难地拿起了话筒,楼下女主人在喊,取个文件要这么久。二燕子的心一下子凉了,原来女主人是和男主人一起回来的。男主人果然恢复了常态,他故作镇静地说,我看一下宝宝,马上就下去。二燕子失望地望着男主人。男主人说一句我得走了,然后就整理了一下衣衫下楼了。

没有等男主人再有第二次亲密举动的机会,二燕子家就出事了。

信是辗转着从乡下传过来的,最后被香玉收到了。传信的人说二燕子的娘去世了。二燕子接到信以后,跟男主人请了假就走了,连件衣服都没有来得及收拾。二燕子回到家,看见娘正在窗子下面晒太阳,大魁和爹堵住了门口,二燕子啥都明白了。她想跑,已经来不及了,大魁和爹把二燕子牢牢地摁住了。爹伤心欲绝地骂,你这娃,忒不懂事体了,嫁出的女泼出去的水,你跑了,爹跟人家可咋交代?二燕子知道自己这回是在劫难逃了,她不住地央求爹先放了她,婚事以后再说。爹不答应,把二燕子关进了小黑屋。第三天傍晚的时候,大魁过来和爹商量婚事的筹备情况,七天后的日子就是二燕子与大魁成婚的日子。大魁不无担心地说,二燕子这下子在城市里待得心野了,两天她都不吃不喝,熬到七天还不得饿死啊。爹问,你说咋整?都劝了半天了,她就是坚持水米不打牙。大魁就说,要不我就跟她睡觉得了,反正我都管你叫爹了。爹犹豫了一下,咬了下牙,说中。大魁就进了黑屋。紧接着就听见二燕子惨叫了一声。

二燕子是在第二年早春的一个黄昏,借撒尿的引子偷偷跑出去的。跑的时候,已经带了身孕。大魁一直沿着公路追下去,追出 10 里地骂着又回来了。

二燕子下了火车,熟练地上了公交车。上了车以后,有人给她让了一个座位,二燕子的肚子已经显形了。她连声谢谢都没有说,很默然地注视着前方。车上很热闹,天还有些凉意,但是城市里的女人们还是穿得很少。要是以前,二燕子肯定会想,这么早就穿裙子,底下能不凉吗?二燕子曾经试穿过,在冷风里一走,那风扫着下身冰凉冰凉的,该死的城里女人们爱美是不怕坐下妇科病的。

二燕子敲开了主人的家门,迎接她的是男女主人异样的目光。吃过饭后,女主人非常热情地跟二燕子谈了话。二燕子在心里冷笑着,心想你别在这里幸灾乐祸了,看我这个样子,你高兴还来不及呢吧。女主人说她的行李都打好了,孩子现在送托儿所了,所以不打算再雇用保姆了。不过,你要是愿意,可以随便在这里住,咱们毕竟是好姐妹嘛。二燕子淡淡地说后天就回去了。二燕子说回去的时候,她是不知道自己该回到哪里去的。所以她说的话没有声色,没有表情,让主人看了更加不安。二燕子提出要和孩子一起睡一晚上,女主人很不自然地拒绝了。二燕子知道,短短的几个月自己已经没有资格跟女主人抗衡了,人家已经把自己彻底清除出队伍了。

二燕子第二天偷偷地把男主人公文包里的文件拿出了一份儿,她知道男主人得回来取的。果然,男主人回来了。二燕子像见到亲人一样"哇"的一声哭了起来。男主人双腿一软就给二燕子跪下了,二燕子蒙了,瞅男主人。男主人求二燕子:"燕子,我求你了,这里是五万块钱,咱私了吧,我是动过你一下,可孩子真的不是我的啊。"二燕子望着那五万块钱,想哭的欲望突然就没了。同时,她看见女主人也跪在了门口。女主人说,你要觉得少,这还有三万,求求你放过我们吧……

二燕子后来是在楼顶上被人们发现的。那时候是黄昏,一个老人在散步,忽然发现了楼顶上站着一个人。那个人就站在楼的边缘,平举着双手。老人赶紧报警,警车呼啸着从远方驶过来的时候,人们看见了一只展翅的"燕子"掠破黄昏的宁静。

关于小保姆和男主人的故事,像电视剧里那样的情节在生活里一次又一次"克隆"上演。一个打工妹美好的梦最终破灭,她曾经憧憬过,也抗争过,到头来她的故事只能留下几许唏嘘和感叹。

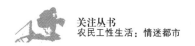

畸形之恋

小梅是来自乡村的小保姆，在这个家庭工作已经有八年了。开始，她并没有多想，她要照顾的男主人已经是一位暮年老人了。老人有三个儿女，可是没有谁来真正关心他。三年前，小保姆春节回家过年，回来以后发现老人因为没有人照料，自己下地摔了一跤，摔得不能行走了。

看着瘫痪在床的老人，小梅不忍心不管，可是，老人儿女给的工资却不涨。小梅一气之下收拾行李要走，老人却拉着小梅的手恳求她留下来。毕竟在这个家庭工作了这么多年，小梅想起老人的好，也不忍心丢下他不管。

老人原来很健康，对小梅也很关心，有时候抢着帮助小梅干活。小梅家里有事情，急需用钱，老人就借钱给她。对此，小梅很感激他。老人年轻时候是搞艺术的，有时候也能够弹弹钢琴。小梅爱听他弹琴，每次都听得如醉如痴。

小梅有时候看电视剧，看到搞对象的故事，也幻想着自己的未来。有时候她想，要是男主人不是老头，她倒是真会考虑嫁给他的。小梅在城里也有男朋友，有时候男朋友来这儿看望小梅。小梅挺不好意思，老人就说没事，有时候自己关紧房门不出来，尽量给小梅和男朋友留下单独相处的空间。

有一次，趁着老人午睡，男朋友要和小梅亲热。小梅怕得要死，不敢。架不住男朋友的坚持，小梅匆匆了事。谁承想，男朋友后来经常过来,有时候还要留宿。小梅觉得不行,只同意午后老人休息的时候跟男朋友亲热一下。

小梅挺害怕怀孕的,她不敢去药房买避孕药,听姐妹们说,女人服用避孕药对身体不好,还有可能会导致以后不能怀孕。小梅不知道真假,可是买安全套也成问题,小梅不好意思张口。有一次,她总算红着脸去药房了。卖药的售货员问小梅要多大型号的,小梅有点儿发蒙,支支吾吾地回答不上来,满脸羞红,丢尽了人。

男朋友不喜欢用安全套,说麻烦。结果,小梅真怀孕了。小梅就打电话给男朋友,说要留下这个孩子,赶紧回老家登记结婚。男朋友想都没想,说不行,他还没有做好准备。小梅心里这个气,没做好准备你总来我这里捣乱,惹出了麻烦却不想负责任。男朋友说,你想要孩子也成,结婚的房子没有,咱就将就着租房子住。

小梅有些生气,到处找男朋友,却在他打工的地方撞见他在找小姐,小梅就跟男朋友分手了。男朋友来过两次,不依不饶,要小梅赔偿他精神损失。小梅报警,男朋友才不再来了。小梅的事情,老人是知道的,还安慰小梅。小梅万般无奈之下,去医院把孩子做掉了。那些天,都是老人照顾小梅,小梅有些不好意思,觉得自己是保姆,现在反过来主人照顾自己。

老人晚年很孤独,孩子们都不回来,只是定期把小梅的工资打到了中介那里,小梅去取。老人摔伤以后,小梅觉得自己这样走的话实在是不近人情。于是,小梅继续在老人家里工作。

小梅的身体恢复了。安静的晚上,小梅显得很焦躁不安。有一次

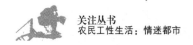

她洗澡后，披着浴巾去老人的房间照顾老人，在给老人擦拭的过程中，小梅发现老人的下面是有反应的。

老人很尴尬，小梅也觉得不好意思。

没有想到的是，老人提出了一个要求：要小梅嫁给他。

老人的年龄是可以当自己爷爷的，这样的年龄差距怎么能行？可是老人说，他不求别的，就伺候几年，他自己还有很多财产，不想留给三个不孝的儿女，看小梅人品好，想把财产写成遗嘱都交给她。

小梅压根没有想过财产的问题，只是觉得老人可怜。

小梅跟老人聊天也很投机，觉得老人知识很渊博，让自己长见识。有一天小梅提出，抱老人在浴缸里洗澡。自从老人摔伤以后，很久没有泡过一个舒服的澡了。小梅没有忌讳，帮助老人脱了衣服。他们就在浴室里发生了第一次关系。当然，这一切都是小梅主动的。

老人身体后来发生了奇迹一样，恢复得很快。在小梅的精心照料下，老人很快能走了。有时候小梅都不敢相信这一切是真的，自己居然会跟一个老人恋爱，并且发生亲密关系。

后来老人又得了癌症，小梅一直送他走完人生的路程。老人果然留下了一份儿遗嘱，小梅得到了巨额的遗产。老人很有钱，账户上的数目很惊人。老人的儿女们蜂拥而至，跟小梅打起了官司。这件事情在网上和媒体上闹得沸沸扬扬。

儿女们都说当初小梅和老人结婚，完全是用色相诱惑。小梅也不辩解，她只用法律说话。

法院认定老人的遗嘱有效，小梅继承了她应该得的财产。现在，小梅拿着钱离开了这个城市,她又有了新的男朋友。提及那段与老人忘年恋的故事,小梅也说不好为什么,或许这就是人生的安排吧。小梅说,因为当时做掉了孩子,男朋友的无情,还有她需要男人的心理,当然也有老人的魅力,使她才会有了那样一段奇特的生命历程。不过,回想起自己的青春,小梅觉得并不后悔。

在那种流水线作业的工厂里,有无数个打工女在付出。她们的青春,她们的时间,完全耗在了这冷冰冰机械流动的车间里。她们的爱恨,她们的冷暖,没有人关注。作为人,她们也有着欲望和对性的渴求。但是她们不像男性农民工那样,可以通过找小姐,看黄色书刊、光盘来发泄性欲缓解压力。相对而言,女人还是内敛的、被动的,她们要在心里默默忍耐,承受着心理折磨。从性的需求和渴望上来说,男人和女人是没有本质的区别和差异的。

大家普遍认为,性是无师自通的东西。在我们日常生活中,我们的父母不敢告诉我们孩子是从哪儿来的,他们是羞于开口的。孩子的求知欲又强,逼得大人就撒谎。不是从河里捞来的,就是从山上捡来的。更加叫人不解的是,生理老师也不敢提。记得我们读初中的时候,生理老师在课堂上不讲,就是指挥着大家在第几行第几个词语用括号括上,说考试填空,要背会。不知道这些为人师表的老师怎么想出来如此愚蠢的教学方法?性知识,不能从正常、正确的渠道学习,只能依靠一些不健康的画报、书刊、影像来获得。

作为女性农民工,她们的世界更是封闭的。性,在她们的世界是神秘的、难以启齿的,她们的性问题不仅关系到其个人的身心健康,也

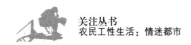

会引发一系列隐性或者显性的社会问题。很多女性农民工在服务行业工作，离开乡村老家的时候年龄小，阅历浅，更容易出现问题。比如性骚扰，比如性犯罪、卖淫嫖娼、包二奶等等现象，这直接关系到我们社会的稳定和发展，涉及道德和伦理，是一个值得我们全社会共同关注的问题。

寻找香奈儿

她有自己的名字，可是没有几个人知道她的真实姓名。她年龄不大，经历的事情却不少。我不知道该怎么称呼她，她给我留的微信上叫香奈儿。

电话里张哥说要来我居住的城市办事，晚上一起聚会。东北人喝酒都是海量，有句顺口溜这样说："城市小，风沙大。这儿的人，没啥话，就听小酒唰唰下。"酒足饭饱，说好了跟张哥一起回宾馆闲聊，谁想到有老总不尽兴，提出去唱歌。我和张哥不想去，架不住挽留。几次过马路，几次被追回，只好跟着几个老总走。

中途，张哥得以抽身，打他的手机，却是手机没电。我不知道怎么办，就被一群老总拉进了歌厅。

这样的娱乐场所，我来得不多。以前在老家那个城市，跟哥哥姐姐们去，都是听他们唱歌。我五音不全，对唱歌过敏，一直伺机寻找机会逃脱。可是老总今天很高兴，对我格外关照。主要原因是他比较喜欢文化，知道我是作家，就更加关照我。

开场有点儿不适应。很显然他是这里的常客，进屋就点名叫人，服务员小跑着去喊。不一会儿一个中年女人来到屋子里,气氛马上活跃了。他们很熟悉,中年女子马上叫人。门一开,进来一群年轻的女孩子,个个浓妆艳抹,一字排开,站在我们面前。

我一瞬间就想到了看过的电影和电视剧,里面都有这样的情节。面对着这样一群女孩子,我有点儿不知所措,觉得很尴尬,老总叫大家挑,大家纷纷点女孩子。被点的女孩子就到了男人的身边,陪侍喝酒喝茶,点歌唱歌。我开始是想夺路而逃的,老总不依不饶,介绍说,这是我们著名的作家杨某某。我差点儿吓出了汗,幸亏他介绍错了我的姓。接着他不断强调我的身份,说了三个单位的名字,每个都不是我工作的地方。

还好,我喜欢他记不住。他最过分的介绍说,知道莫言吗,刚获得诺贝尔文学奖的? 全屋子人都说知道。他高兴了,说他就跟莫言似的,这届没得,下次就是他的。我差点儿喷了喝到嘴里的茶。

那个中年女子显然开始对我友好起来,让我点陪伴的女孩。我就随便指一个女孩子出来。她就是香奈儿。

有个环节挺尴尬,老总为了表示对我的尊重,叫香奈儿重点照顾我。香奈儿就对我亲热起来,给我拿吃的,靠我也很近。我低声跟她说,手脚老实点儿。她很奇怪,因为那些微醉的客人都是丑态百出。我这样,她就问我,你咋这么腼腆? 我说我第一次来这样的场所。

我来到这个城市以后,除了前几年跟单位的同事去过一两次歌厅,这是第一次来这里。何况以前是没有见过陪侍的女孩子。

她说,那你好奇怪的。我说,我比你大很多的,你不用管我,我就

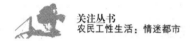
是跟他们过来玩，我是来看朋友的，结果朋友回宾馆了，我一个人不知道怎么找。她说，你朋友对你好，你就开心点儿玩呗。

那边的音响大了，我们说话开始费劲。听不着彼此说什么，就在对方的耳朵边上说，这样一来，我感觉老总满意了。认为我和女孩子在聊一些亲热的话，就没有刻意难为我。他的难为，其实是对我好，是表示对张哥朋友的尊重，是表示对文化的尊重。在他的理解中，觉得这种风月场所才是文化人最应该熟稔的地方。

女孩子都要交叉敬酒的，男人是九个人，陪侍的也是九个。再加上那个中年女子总会在适当的时候进来。其实我们个个都喝好了，但是我发现这些女孩子都很会陪酒。给男人们倒酒敬酒，她们自己也挺能喝。我发现一个细节，这些女孩子把拿进来的三箱啤酒全部启开了。

我发现的时候，是看到了桌子上的瓶盖。这样下来，啤酒喝不喝也都要埋单的。我有点儿眼晕，这么多酒怎么喝得下去？没有想到这群女孩子个个都挺能喝。我问香奈儿，你能喝多少？她笑着说，我们玩着也能够喝四五瓶。

其他女孩子过来敬酒，我一概回绝了。那八个女孩子，什么类型和特点的都有。也有那种矜持型的，微笑着敬酒，很得体的淑女型。当然也有活泼胆大的，小萝莉好像特别喜欢大叔控，围着男人们发嗲。其实我知道，她们年龄不大但涉世很深了，对我们的热情不过是逢场作戏而已。

我和香奈儿坐在歌厅的一角，听他们唱歌，不时地交流。香奈儿年龄比我儿子略大，老家是铁岭那边的。听口音她没有说谎。我说我也是来自农村的，我想知道她的故事。她看着我，说，你挺像好人的。好吧，那我讲给你听。我说，我会写下来的。她说，没事，反正我们也不认识。

是啊，这些流落在娱乐场所的女孩子们，有谁会记得她们？

我老家是农村的，我不爱学习。在我们那儿女孩子男孩子都很少去考大学。考大学也没有用，我二姑家我表姐就是考大学的，她现在毕业了。那几年我二姑家困难，供我表姐上学，省吃俭用的。我表姐上学的时候都吃不饱。她出去打工，出去家教，熬了好几年，毕业找的工作也不好，还要上街发小广告。我叫她去饭店做服务员吧，她还抹不下脸来。前年去学按摩，去一天就跑回去了，干不了，受不了那样的环境。

你是男人，你懂的。

我？我跟我表姐不一样。对了，你说，你们男人是不是结婚以后都得出轨？我没转移话题，我就是这样想的。以后我怎么办？我也得结婚，我丈夫要是那样，我该怎么办呢？

你问我们这行收入多吗？你猜。不对，看来你真不知道我们这个行业。我现在一个月最少也得收入一万多。好的时候，会更多。不是你想的那样，你想哪儿去了。我们是不出去的，男人约也没有用。就是在歌厅陪唱歌喝酒。你猜对了，一场下来，是两百。哪天晚上都得陪几拨客人。你自己算，一次是两百，客人小费现在给的不多，男人都滑了，不会随便花钱。除非这个男人是冲着哪个女孩来的。可是，哪有这样的男人啊？他们来这儿就是玩，根本不想跟我们真心好。人家都有家室，怎么可能选择我们这行的女孩子？我们这儿来的客人不

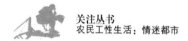
少，不少电视剧的演员都来。不过，他们挺能装，都找小姐服务。不好看的不要。

我为什么干这个？我没有手艺啊，开始我出来的时候也不愿意干。我在工厂干活，跟我们村的人出来的。到那儿干一段真不行，上厕所都有人看着，我受不了。一天都是枯燥无味地干活，没有闲着的时候。晚上下班，一点儿力气都没有了。不爱干了，就跑出来了。差我一个月的工资，挺心疼的。觉得他们工厂太过分了，心黑。人都贪心，我也小，签合同的时候也没看，人家写的，自己不干的，一个月工资不给开。现在我挣钱多了，不在乎那俩钱。可是那时候不行啊，一千多，是我流血流汗赚来的。

出来干过不少工作，基本都是服务员。钱也不多，老板很苛刻。后来有出来早在歌厅的姐妹，就介绍我去歌厅。我以前来过，一看不行。男人总是占便宜，不适应。后来我跟两个女孩子合租房子，发现她们的工作挺好。白天基本睡觉，逛街，吃好吃的，买好衣服穿，晚上才上班，挺不错的。我就去了，发现歌厅里的工作挺好的，喝酒，唱歌，陪客人。像你问这些的没有。哈哈，你问我知道莫言吗？是写电视剧的吗？我刚才鼓掌是看他们都鼓掌，说你是莫言，我就跟着鼓掌了。我真不知道他是谁。你知道香奈儿吗？牌子啊，我们都喜欢牌子。好好，不说这个了。接着说我的故事。

给家里捎信就说在公司打工，不说自己干啥。我爸妈知道肯定不行啊。你说，将来我有了爱的男人，我要告诉他我在歌厅做过吗？不能告诉是吧，我也这么认为的。我有时候也矛盾，怕这样撒谎一辈子不踏实,觉得对不起自己的爱人。可是我万一说了,他是小心眼咋办?一定问这问那,日子也没法过。我就得欠他一辈子,给他当牛做马。你们男人就是这样,得骗就得骗。我没骗你,我讲的都是真的。

我跟她们八个都不熟悉,平时也不问。来上班,都知道不容易。很多都是农村的。我不愿意跟她们熟悉,姐妹之间越陌生越好。谁知道以后会不会遇到。万一认识,多不好。是,别看我小,也得自己长心眼。这里来的男人,都有钱,你也像有钱的。看你头型,块头,像开矿的。不是啊?对了,你是写电视剧的莫言是吧?

我搞错了。

我在歌厅干好几年了,再干两年,我攒钱呢,然后就不干了。我爸妈反正也不知道,我就说公司黄了。撒谎呗,反正不能说实话。我爸妈老实,知道了还不得气死啊。干我们这行的,好说不好听。其实真不像外面说的那样。不是所有的女孩子都会跟客人出去上床的,个别的也有。我们基本就是陪侍客人喝酒唱歌,他们动手动脚是常事。摸摸抱抱什么的都有。开始不习惯,后来一想,摸摸抱抱也不能少了啥,慢慢的廉耻心就没有了,不会脸红了。一想到人家给钱了,就不在乎了。何况熟悉的人也不知道。

那个女的是谁?哪个?哦,她是我们的头头儿,经理。这个歌厅她有股,我给你说说她。她的事你可能有用。

她最早跟我们一样,就在这个城市陪唱歌。那时候她长得可漂亮了。我听说的,别人说的。你看她现在的样子也不丑,就是岁数大一些。很多人那时候来歌厅唱歌,就是为了找她。她那时候很火的,有

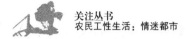

不少人追她。她长得好看，唱歌也好，就是命不好。

有个老板老找她，但有家。那老板有媳妇。给她买房子，还送了一辆车，豪车。连房子带车那个时候就好几百万。你说有钱吧？对，她跟那个老板好了很长时间，那个老板叫她生孩子。意思说她漂亮，生的孩子好。

后来真给老板生了一个女孩，老板给她120万就走了。这些都是听说的，我来的时候，那老板已经不跟她好了。她就一直在歌厅干，换过好几家了，这家是她跟朋友一起开的，她有股份。她朋友啥人都有，都挺有本事。有的还是当官的，不方便出来管理，她就一直管。

她现在有家，那个男的，长得不好看，就是个大，一米八还多呢。住着她的房子，开着她的车子。听说还在外面找女人，她经常跟他吵架。吵架也不分开，继续供着他。换我，我就不。凭啥啊！你说，我将来找这样的男人，我坚决不能惯着他是吧？

你真不知道香奈儿吗？我不信，我看你也像有钱人……

我对面的那个女孩子是这几个女孩子里面长得最高的，她有些倦怠，想必是没有睡好。她陪的客人总是不间断地用手抚摸她，她也不急不恼，也不很生硬地拒绝，就是一次一次地摆脱客人的手。客人有时候假装就势搂着她的腰，她总是假装自然地躲避开。这些女孩子基本都会吸烟的，我问身边的香奈儿，她说她不会。还好，我不喜欢烟味，自己也从来不吸烟。高个女孩穿着很暴露，有一次起身的时候，衣服、裙子撩起，露出了里面的乳罩和裤头。

到了她唱歌的时候，她就站起来陪客人唱。客人基本不在调上，

256

她就跟着调跑来跑去的。唱完她就拼命吃东西,看来是真饿了。这引起了香奈儿的注意,她一直在我耳朵边聒噪,说你看她长得多像猴子啊,吃东西更像。

有时候趁着那边唱歌,这个女孩子会瞌睡。听到掌声的时候,她激灵一下醒过来,跟着鼓掌。我不禁笑出了声音,她瞅着我不好意思起来。我说,你白天没睡觉吧。她不好意思起来,说连续两天没睡了。

见我这边聊得火热,老总带着中年女子过来敬酒。因为香奈儿的介绍,我格外注意她。她先后给我递过两次名片,她看出来了老总对我的敬重,所以对我就特别热情。她敬酒的时候,比那些女孩子厉害。她说,知道你不喝酒,你看我们这些小美女敬酒你都不喝。这样,我先干一杯,你端起来,我喝完替你喝。

我只能喝了。她说,你最近很少来了是吧。我说是的。

我身边的香奈儿揭发我,他说他第一次来歌厅。

我踩香奈儿一脚。中年女子没一点儿尴尬,说:"老板看着熟,都是给我捧场的人。来,我献给你一首歌吧。"

中年女子下去跟老总对唱,香奈儿傻乎乎地问我:"她咋说认识你,你还说你第一次来?"我瞪她一眼,说:"你傻啊,她是逢场作戏惯了,见谁都会那样说的。"

歌厅光线暗了下来,他们唱的是《因为爱情》。

她唱歌的时候,特别放松自然,拿话筒的姿势都跟别人不一样。她总是在马上就唱的时候把话筒拿到嘴边。这样的歌曲,在这样的环境下,听他们唱,我心里有了别样的感受。她唱得如此动听、动情,如

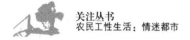

此熟稔，就像在唱自己的心事。

我环顾四周，发现桌子上启开的三箱啤酒竟然全部喝光了，已经是凌晨 1 点半了。如此凌乱的夜晚，时间飞逝，不知不觉。我对香奈儿说，以后联系你成吗？她说没事，留微信吧。

从歌厅出来，老总跟我告别。他很热情，我问了朋友，这样的消费大约需要几千块钱吧。中年女子一直送我们走，对我说："都是老朋友了，欢迎你再来。方便给我电话号码吗？我保证不主动给你打电话。"我没有留下号码，我在想，像这样的消费，像这样的场所，我一辈子能来几次呢？

和另外一个朋友，走着回张哥住的宾馆。这个季节，这个城市是最舒适的，不像南方的闷热，叫人窒息。我俩本来想打车，我提议走着回去吧。

从那条街上往前走，是宾馆的所在地。那片区域是军管区。拐过路口，我被惊呆了，因为这样的场景，是我在电脑视频上才能看到的。在长长的街道两边，路灯下，三三两两的全是站街女。

她们浓妆艳抹，搔首弄姿，公然在拉客。

我和朋友路过，几个女人问我："带我走吗？"我其实特别想带走两个女人采访，可是我不知道该带到哪里去才合适。朋友怕惹事，拉着我赶紧走。她们这些站街女，利用这里是军管区警察不管，所以才有恃无恐。来这里消费的大多数是农民工阶层，而我刚刚走出的地方，是那些有钱人的去处。走在这明晃晃的街道上，我的影子歪歪斜斜，似乎产生了某种幻觉。这就是人间，这就是生活。

香奈儿女士是香奈儿品牌的创始人,即便是对这个国际奢侈品品牌有诸多了解的人,或许对香奈儿女士的知晓也并不多,但是作为一个真正的品牌内涵来说,受其创始人的影响是不可避免的。香奈儿生于1883年,是一对法国贫穷的未婚夫妇的第二个孩子。她的父亲是来自塞文山的杂货小贩,母亲是奥弗涅山区的牧家女。据说,香奈儿出生在法国索米尔;另一说法是生于法国南部山区奥弗涅。

香奈儿于1913年在巴黎创立品牌。产品种类繁多,有服装、珠宝饰品及其配件、化妆品、香水,每一种产品都闻名遐迩,特别是她的香水与时装。香奈儿是一个有80多年历史的著名品牌,香奈儿时装永远有着高雅、简洁、精美的风格,并善于突破传统。

多么华美的品牌,多么惊艳的名字,跟我遇到的女孩似乎风马牛不相及。香奈儿或许是她追寻的一个梦,就像那个唱着《因为爱情》的女子,她的生活是因为爱情吗?

那个网名叫香奈儿的女孩,她在寻找着属于自己的梦。我们疲惫不堪地回到宾馆,而她却要等待下一拨客人,等待着形形色色的男人们……对了,她在这几个小时中间,一直在追问我一个问题,她要是结婚以后,怎么才能不叫自己的丈夫出轨?因为她身边出轨的男人似乎太多了,由此造成了她还没有恋爱就已经对婚姻恐惧了。我不知道怎样回答她才算正确的答案,或许这个问题根本就没有正确答案。找一个珍惜你爱你的男人吧,姑娘,你会幸福的,你会找到属于你自己的香奈儿。

不堪回首——被性骚扰的日子

小周进城打工的时候还不满18岁,那个时候她对都市充满了好

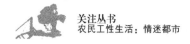

奇。喜欢这里的繁华和喧嚣。她是跟着村子里的姐妹来城市的酒店做服务员的，工作其实不轻松，尤其是对一个乡村女孩来说。

有时候喝酒吃饭的客人很不规矩，点菜的时候占小周的便宜，吃饭的时候也时常说些叫小周脸红的荤段子。小周为了工作一再忍耐着。好在她还有其他姐妹，听她们说，服务得好客人会有小费，小周也就不好再说什么。的确，有时候小周也能够得到一些小费收入，这点儿小恩小惠有时候也能够满足一个女孩子的虚荣心。

后来大堂经理换成了一个男的，他是个色鬼，为人又很严厉，利用工作之便，拼命罚款，女服务员们对他敢怒不敢言。小周因为长得清纯好看，所以被他盯上了。只要小周态度不好，他就想尽办法扣小周的钱。有一次他把小周叫到办公室，对她动手动脚。小周心里反感，真想狠狠地踹他两脚。可是这样，自己的工作就丢了，初来城市，找份稳定的工作也不容易。小周很懦弱，只能任他摆布。

谁承想，这家伙得寸进尺，愈发行为过分。他有时候借故谈工作，把小周叫进办公室，开始摸小周的胸部。小周求他放过自己，反倒被他利用了懦弱而更加放肆。没有别的办法，小周就讨价还价，只要不再扣钱，就叫他摸几下。

他也做小周的工作，说其他女孩子别看表面上很正经，她们都要抢着来叫他摸的。就这样，小周下月的工资没有被扣，当然在办公室的屈辱也叫小周有苦说不出。后来，大家发现，小周不但每月不被扣钱，竟然还有奖金了，而且奖金的数额也比其他服务员多。

其间的痛苦只有小周知道。经理开始许诺小周，不断给她好处，但是要求他暴露的尺度也越来越大。开始还是摸胸,后来就逐渐开始叫小周脱衣服,摸下身。有一次趁着中午没人,他差点儿把小周奸污。当时说好了,就叫小周脱光了看看,可是小周脱完,他就扑上去,把她按倒在办公桌上。幸亏小周力气大,奋力反抗,把桌子上的水瓶摔碎,才没有叫他得逞。

小周那些日子一直精神萎靡不振。同事们也点点戳戳,说小周不好的话。小周不敢举报经理,只能忍气吞声。后来,带她来酒店打工的姐妹悄悄问她,小周才哭着把事情说了。那个时候,小周已经被经理猥亵骚扰半年多了。

后来经理被派出所抓走了,小周的姐妹举报了他的流氓行为。酒店的董事长不信,后来经过商量,在办公室里安装了监控镜头,结果经理猥亵女服务员的时候,全过程被录了下来,坏人终于得到了应该的惩罚。

可是,事情并没有小周想象的那样简单。有人在经理的电脑里起获了大量他猥亵小周的照片,很多张都是小周裸体的。事情在酒店闹得沸沸扬扬,虽然警方及时删除了这些照片,但是事情还是没有能够控制住。小周受不了这样的结果,辞职离开了那家酒店。

后来小周又在城市漂泊过很多地方,做过酒吧的服务员,按摩房的按摩女,不管做什么,她始终都感觉遇到的男人故意在占她的便宜。性骚扰真的是无处不在,过去她曾经忍耐过,后来逐渐变得强悍起来。只是这种强悍的背后,是她付出了很多的代价。

现在,小周已经在城市站稳了脚。她嫁给了一个不错的男人,有了

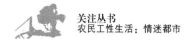

可爱的孩子。丈夫对她也很好，她终于变成了一个城市人。而且在酒店管理方面，她积累了大量的实践经验，现在成了一个标准的都市白领。她做酒店的经理，业绩不错，赚的工资也很高。回顾往事，那是一段不堪回首的记忆。小周说，她现在特别关注来自乡村的打工妹，只要到她的酒店，她一定会好好培养，认真呵护。因为她记得，曾经的艰辛和泪水。

每一年都有大量像小周这样的乡村打工妹拥入城市，很多没有小周一样幸运。她们工作艰苦，环境艰难，经历艰辛，要面对的诱惑也非常多。她们的经历和故事都很叫人震撼。有的被性侵犯，怀孕以后茫然不知所措，一步一步走向堕落。自身受到伤害，然后破罐子破摔，继而自甘沉沦，败坏了社会风气，也成为时代的牺牲品。据报载，某城市外来务工人员中，女性有性行为的占有比例不低，而且，竟然还有一部分女性没有听说过性病，近四分之一的女性不知道安全套能够预防性病。

女性农民工的就业层次低，收入也低。面对着社会上各种诱惑，她们往往会选择歧途，这就要求政府以人性为本，为女性农民工提供更广泛的就业途径。增加她们的收入是一方面，也要开设一些教育科目，为她们培训技能，比如月嫂等热门职业，使她们在工作和生活中找到自信。

在整个社会大环境中，女性农民工还是弱势群体，在自身权益受到伤害以后，不知道用法律保护自己。在城市生活中，她们经常遭遇"同工不同酬"的问题，孕期、产期、哺乳期、经期都得不到足够的保护。很多用工单位在招工的时候就存在歧视，要求女性未婚，并且在几年内不能恋爱结婚，否则解除劳动合同等。

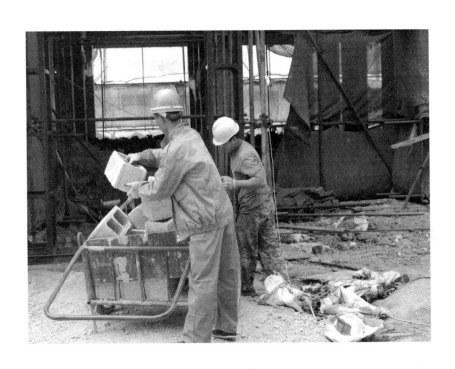

第六章　关注农民工性生活——任重而道远

坚硬的水

2004 年《新京报》报道，"数十名工地工人在顺义区白辛庄村一工地对面简易房中看黄色录像时突遇夜查,20 多名工人撞倒后墙跑进了水深过人的化粪池中,不幸有两人丧生"。

这是真实的新闻事件,比我小说里写的还要残酷。我们不禁要问,谁能够真正关怀一下底层的农民工群体? 农民工长年性压抑,看一下黄色录像难道就真的违法了吗? 警察的抓捕导致了悲剧的发生,这一切的社会根源到底是什么?

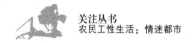

这鬼地方臭水泡子多，蚊子就多。

说来这里的蚊子真的有些势利眼，几十米的地界，它们还能自己划出"三八线"。民工这边住的工棚里，大蚊子小蚊子公蚊子母蚊子扎堆开会，嗡嗡地跳集体舞；那边建设完住上住户的楼群里，想找到一只蚊子比找到能喝的水还要难。这是包工头李三力的新发现，民工陈长水跑去看了，回来验证了李三力的发现。

水多是多，可是都不能喝，也不能洗衣服洗脸。水泡子里的水一股臭味，洗完脸要长红疙瘩，洗完的衣服上一片白色的盐碱嘎巴。工程刚开工的时候，打过井。李三力嘱咐打井的工人，深点儿打，指望地下水能喝能做饭能洗衣服，解决几十个民工的实际困难。打井的包工头是按照米数算钱，巴不得一直打下去。只要不把地球打出窟窿，只要钻头足够长，包工头不会放着好钱不挣。多花了400多块钱，井里上来的水仍然是臭味难闻。李三力只好摆摆手算了。

李三力有李三力的苦衷。工程是老板的，他只是负责管事，花多了钱老板那儿交代不过去；没有水喝，民工这边的工作也开展不了。这样一来，李三力就夹在了中间，水的事情叫他吃睡不香。和洗浴城的小红做那事的时候，李三力就容易产生幻觉。老感觉一片白汪汪的水在眼前弥漫开来，李三力就惊喜地跳入水中，手刨脚蹬大汗淋漓拼命扑腾。

不用指望附近小区里的居民会帮忙，他们都像躲瘟疫一样躲避着民工，看你的眼睛里都是戒备和敌意。工地从开工那一天起，就跟附近的居民摩擦不断。先是因为采光权，这边打桩破桩开始干了，那边的老太太和老头拿着皮尺开始比量,比量的结果是不符合规定,侵犯了他们的采光权,要整个工地向后退两米。李三力觉得城里人太小气,两米的地界搁乡下算个屁。听老板说商业城的摊位两米的地方租一年要12万,不知道是真还是假。这事后来还是解决了,不解决这帮人坐在挖掘机前不叫开工。家家得到了赔偿后,他们就心满意足退守到自己那边去了。

接下来的事情还有很多,先是因为厕所,两边冲突升级。工程在哪里开工,厕所就建在就近,这是老规矩了。老板会算计,厕所离得近,民工上厕所的时间就大大缩短,工程的进度会相应加快。附近的居民不干,说是厕所建在眼皮底下,影响到了他们的正常生活。比如顺风的时候不能开窗户,比如有蛆虫悄悄从这边的厕所爬到那边的幼儿园里,被孩子们捉了拿家去玩。李三力不听这套,那群刚撤回去的老太太和老头就重新杀回来,堵在厕所门口不叫民工们继续使用。李三力觉得欺人太甚,命令民工们趁着天黑都到小区的花坛里拉屎。一时间,小区里就上演了满处尽是黄金屎的闹剧。居民报警,派出所来查,抵赖不了。

李三力就很费解,眯着眼睛看这些人。咋?我们正常拉屎撒尿咋就影响到你们正常生活了?老板打来电话,说赶紧挪挪,不能因为这事耽误工程。李三力只好让步,给厕所搬家。不过,还是有居民反映,要李三力的厕所盖上盖,原因是楼层高的居民一开窗户就能望见这群民工在下面蹲着。李三力不理睬,骂一句,我们拉屎都是朝着下面,又没朝着天空,谁叫你们来看了?

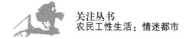
厕所的事解决完了，晚上施工又受到阻挠。振动棒一响，那边就报警。借口就多了：孩子在学习，干扰学习影响高考；家里有老人，老人有心脏病或者即将有心脏病。听说电话都打到市长那儿去了。以后规定，晚上9点以后不准干活。工期可是上边规定的，这边不叫加班加点咋完成？李三力觉得没处讲理去了，你们在那边活得滋润，就不叫这边大声出气了？还有，工地上总丢东西，电焊机丢一台，电缆线、电焊条，只要稍不注意，马上没影。奶奶的，这儿可没外人，肯定都是城里人干的。

开始的时候，工地生活用水是老板那边送。三天拉一汽车来，节省着用还能对付。后来，老板那边的工地多了，兼顾不了，就跟李三力说自己想办法解决。生活用水就成了工地上的大事情。

李三力想了很多办法，都联系不成。还是老板给介绍了关系，离工地五里地有家单位，那里的头头儿跟老板是朋友，答应给水。不过，要自己安装水表，按照水的用量掏钱。李三力很兴奋，开着四轮子，拉着铁桶去拉水，连水暖工大猛、力工陈长水都带去了。咱民工寒酸点儿可是讲理，直接拿着水表安上，该用多少水咱掏多少钱。没有想到，到那儿吃了闭门羹。找大领导不在，说是出国考察去了。李三力看了半天，这单位不知道是干啥的，冷清得很，除了门卫，没见着其他的人，难怪要去考察，看来是揭不开锅了。李三力说明了情况，门卫说，这事得等张科长来了再说，我们说了不算。

张科长一直没来，门卫一直没叫李三力他们拉水，民工们一直等着水做饭。

第六章 / 关注农民工性生活——任重而道远

李三力把四轮子开进工地，对着小区的楼房大骂一场。都没吃饭呢，饿着肚子咋睡觉？李三力叫陈长水去附近的拉面馆要拉面，每人两大碗，多加汤，大家伙儿使劲喝，钱是工地出。陈长水和大猛口重，拉面馆的酱油不要钱，俩人就使劲倒。

结果是民工们都吃咸了，喝咸了。拉面馆的师傅累趴下了。

晚上没风丝儿，热得难受。陈长水和大猛口渴睡不着了，满处找水喝。大猛钻进空铁桶里，砸到了里面的人。大猛钻出来骂，剩个桶底，被别人抢先钻进去喝了。

陈长水和大猛渴得难耐，出去转悠。大猛提议，去附近居民家要水喝。陈长水说，还是算了吧，白天都不给咱水喝，这黑天半夜的人家能开门吗？大猛想想也是，俩人就对着楼群发呆。

对面的窗口都挂着严实的窗帘，他们防范得很严格。刚来的时候，民工有从这边向那边张望的，据说，还看到过少儿不宜的镜头。陈长水说，咱要是有把万能钥匙就好了，随便打开一扇门，偷偷进去，好好喝一顿水。

一句话提醒了大猛，大猛说，对了，对面三楼那家一直没人住，咱去他家喝水去？陈长水说，你咋知道没人住？大猛说，我一直盯着呢，从咱们工地开工起，这家就一直没亮过灯，不亮灯就说明没人住，城里人楼房住不完，买完这栋买那栋，这我懂。咱们大老板，他就有四五处房呢。陈长水说，就是没有人住，咱也没有钥匙，进不去啊。大猛说，从窗户进啊，上面不一定插着，三楼高，他们不会想到会有人上来。

陈长水笑了，说好是好，可是，三楼那么高，咋上啊？大猛乐了，指

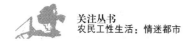

着窗户说,看见没,一楼二楼都从外面焊防盗窗了,这就好比给咱架了梯子,顺着就爬上去了。

陈长水在下面等着,大猛真就爬了上去,没费啥力气真就钻进去了。

不一会儿,大猛就打着了阳台的灯,陈长水吓得大气不敢出,小声骂,你找死啊。大猛说真没人。陈长水说,别叫别人听到。大猛自信地笑了,说,城里人过日子,谁也不管谁,你等着,我给你拿水。很快,大猛就扔下来瓶矿泉水。陈长水喝了起来,这水好喝,没有异味。陈长水知道,这种水商店有卖的,两块钱一瓶呢。大猛脱了背心,开始在水管下洗头,擦洗身子,湿漉漉地透着凉爽。

大猛下来后,陈长水发现大猛手里拿的瓶瓶跟自己拿的不一样,抓过来喝一口,甜的。陈长水说,大猛,你喝甜的,叫我喝没味的。大猛从怀里摸出两瓶来,说这是雪碧,冰冰凉呢。大猛还拿出两张光碟来,说好玩意儿在这儿呢。

陈长水抢来看了,大猛这小子从这家翻来的两张光盘,一看就知道是黄色的,封面的女人没穿衣服,挑逗地看着陈长水。陈长水乐了,说你这可是偷啊。大猛大咧咧地说,不算偷,值钱的我没动。我懂法,顶多算串门。

李三力感觉酷热难忍,又去洗浴城降温。

看着哗哗的水都流进下水道,李三力忍不住就尝了一口,挺好喝的。李三力想,要是水能打包,一定得装回去给弟兄们喝。看着那么多赤着白花花身子消费的人们,他们毫不珍惜地把水放进了下水道,李三力还是很心疼的。

李三力家里有老婆,敦敦实实的老婆在家守着土地老人和孩子,兢兢业业充当李三力的后盾。最开始进城的时候,李三力不习惯去找女人。腰包鼓的几年,李三力架不住老板的拉拢,战战兢兢去了。那时候,李三力总是不能得心应手,总是沉不住气提前结束战斗。后来慢慢习惯了,李三力做起事情来开始有条不紊了。李三力知道是什么东西叫自己底气足了起来。人其实活的是钱,有钱了胆子就大,地位就提升,有钱了就没有实现不了的事情。

比如小红,才二十几岁,比自己的儿子大两岁。小红在李三力面前光着身子的时候,李三力就想,这个尤物应该跟儿子才合适。李三力不轻易找乡下来的女孩子,李三力试过,跟这些女孩子做那事的时候,心里不得劲。只要女孩承认是城里长大的,李三力的力气就大得很。李三力心里想,白天在工地受的那些白眼,一定要在晚上扬眉吐气弥补回来。小红是大地方人,知道得也多,伺候男人的花样也多,李三力就有了固定的性伴侣。

小红今天晚上突然说,她不想在洗浴城做了。李三力愣了下,随即警告小红,跟她结婚是不可能的,家里的老婆不容易。李三力做不出甩掉老婆的事情来。乡下可有现成的顺口溜,什么一年土,二年洋,三年换了旧婆娘。李三力不是那样的人。小红就哭了,说在这儿做工很受气,因为不跟其他客人发生关系,挣的钱也不多。有时候给客人按摩,客人突然起来要做那事,为了李三力,小红拒绝了几次。得罪了客人,老板的脸色也不好看。有时候拒绝也不行,粗鲁的客人强行做。

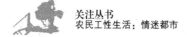
李三力就说，那你别做了，只要不嫌弃我老，我先养着你。不过，工程结束就拉倒，不准你缠着我。小红破涕为笑。

晚上的时光过得滋润，白天的精神就足。李三力开着四轮子，拉着铁桶带着水暖工大猛和力工陈长水再次去那个单位拉水。给门卫递上一条红塔山，门卫的脸就笑成了花骨朵，说，张科长在三楼，紧东边那房间。李三力走进楼房才知道，人家的单位其实根本不存在啥揭不开锅的事情。办公室整洁，每个屋的人都滋润得很，看报纸的，上网的，喝茶水的，聊天的，就是看不见干活的。找到了胖乎乎的张科长，说明了来意，拿出两条红塔山来，张科长连连摆手，说用不着这样，既然是大领导同意的事情，我们支持。不过，领导不在家，出国考察了，等他回来再说吧。李三力急了，知道张科长嫌烟的档次低了。领导啥时候回来？咱一个工地的人没水喝啊。张科长说，那还不好说。李三力说，那这样，我们先从你们这儿买水。张科长奇怪地站起来说，我们是国家事业单位，不是倒卖水资源的地方。

李三力这个气啊，出来转一圈又回去了，香烟的品牌换了高级的。张科长说，不是我不通情达理，你说你们大老远从乡下来，建设城市，是为我们好。我们这单位啊，干工作的人少，整事的人多，没有办法，希望你能理解。水呢，你们不用安水表了，拉一桶380块，这钱我得不着，给知道这事的人平摊。你看怎么样？

水灌到一半的时候，张科长的手机响了。张科长看号，到一边低声说起来。不一会儿，门口来了辆出租车，下来个戴着眼镜的女人。大猛和陈长水都不错眼珠看着。李三力说，瞅啥呢？赶紧上车，把着铁桶点儿，这可是钱来的。大猛嘿嘿坏笑，说这娘儿们我在哪里见过呢，挺眼熟啊。李三力后悔铁桶装得少，灌满了水还不走，大猛说，工长，冒了，冒了。李三力发动四轮子，大猛凑过来说，工长，把你屋的电视和VCD用用呗？李三力回头骂，又看带色的？大猛和陈长水一起笑。水拉回来了，工地上一片雀跃。李三力说，都给我省着点儿用，不过，这是第一次拉水，大家可以洗澡，要不，裤裆里可要抓蛤蟆了。李三力走的时候悄悄的。他不见了，工地上的民工就更放肆了，脱了衣服在铁桶前洗，白花花的一片。

大猛一直惦记着光盘的事情，去李三力住的单间，发现门锁上了。满处找，工地上都是光腚子，就是找不着李三力。钥匙拿不到，开不开门，光盘看不成。李三力屋里有台旧彩电，从废品收购站买的，VCD是李三力上街抓奖抓来的，新的。

大猛家里没媳妇，对看黄色光盘特别热衷。以前上演过经典的故事，这在民工队里都知道。那年也是在外施工，一个小区起来的楼房几十栋，工地旁边就新开了很多录像厅。大猛是那儿的常客，一次看四个片，两块钱。半夜12点清场，要加映黄色的片，每个民工再掏五块。大猛咬牙就掏了，偏赶上那天的录像机不好用，总卡带。总算不卡了，录像厅被民警包围了，警察在门口一喊话，大猛在第一排吓得就瘫在了地上。这事不是闹着玩的，以前处理过这样的事情，民工偷看黄色录像，罚款3000元。好家伙，一年才挣多少钱，罚一次等于白干一年。大猛家里的老妈住院，需要钱，这么一罚，老妈的命算是难保了。

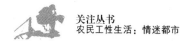

大猛瘫在地上，突然看到长条椅子下面有空隙，他眼前一亮，刺溜一下就钻进去了。大猛心里狂喜，慢慢分着人腿爬了出去，一路狂奔回到工地，乐得像捡了钱一样。哪里想到，大猛没发现椅子下面有个砸弯的钉，大猛一蹿的时候正勾在后背上，拉开了一条长口子。大猛缓过劲来才发现白衬衫成了红衬衫，变成了血衣……

李三力训斥工人时候就经常说，大家要注意安全，不能像大猛看录像似的——过瘾不要命。

好了伤疤忘了疼，大猛还是对录像感兴趣，给李三力打电话。李三力接了说，啥事？大猛说想看电视。李三力说，把门摘掉进去看吧，外面留着人别叫派出所的逮住。

大猛顺利地把门扇摘掉了。

大家开始看光盘。VCD和电视机没连在一起，大猛呼哧带喘趴后面摸电视机的屁股，摸一大气，啥也没摸着。大猛说，咋了？没眼啊？民工们大多洗完了，哄堂大笑。大猛说，这啥鸡巴电视啊。有人提醒，说电视机太老，没带插孔，安装不上。陈长水和大猛很沮丧，原来培养起来的激情慢慢熄灭。突然有人说，找德子啊，德子明白这个，他能接上。这人的话鼓舞了大猛，大猛满处找德子。德子是个18岁的民工，新来的，高中念完没考上大学，准备明年再考，出来挣钱凑学费的。刚才大家争着用水的时候，他没好意思抢，腼腆地在后面等。大家都完事了，他才在黑暗处脱了衣服。刚要洗，大猛他们就像发现新大陆似的冲了过来。

大猛说，德子，接电视去，看女人不穿衣服。德子在黑暗里脸红了一下,说,我不看。大猛说,看看怕啥,也学学经验,省着到时候手忙脚乱不知道咋进行春耕生产。德子说,我还没洗呢。大猛端起接水的水盆就倒在了德子的脑袋上。

要说德子还真行,三鼓捣两鼓捣真就接上了线。VCD一放,出声了,女人的、男人的喘息声。大猛兴奋起来,可惜了,没有图像。大猛不死心,继续要德子接线,屋里的民工聚满了,都在等着。

陈长水挤出来,想去看看水。李三力临走的时候嘱咐过他,看着点水,别浪费了。后来大猛满处找李三力的时候,陈长水很得意。陈长水知道,李三力走,只告诉了自己一个人。也就是说,在工长李三力的心中,陈长水是值得信任的。

陈长水走到铁桶跟前,脚下很滑。他想喝口干净水,一摸开关,开着的,里面没有水了!陈长水的脑袋"嗡"的一下,陈长水想起来了,大家往屋子里拽德子的时候,水是开着的……

陈长水愣了,380块钱,加上三条烟,才换来的水啊!

李三力回来自己咋说啊?

大猛的光盘出图像了。

两张光盘,一盘是黄色的,一盘是婚礼录像。大猛认出来了,里面的女主人就是白天拉水时看到的女人。大猛看一会儿,说看那盘,看那盘,陈长水呢?咋不看了?

陈长水在铁桶面前发了好一会儿呆,抬头看见对过的楼时,突然想起了昨天晚上大猛钻窗户的事情。陈长水想,找根水管子,连夜爬进去,一会儿就能放满铁桶的。

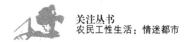

陈长水运气好得很，工地不缺水管子。陈长水很快就找到了，扯着到了楼下。今天不是很顺利，原因是二楼的灯一直亮着。拉上三楼必须经过二楼，陈长水埋伏在楼下，等候了很长时间。二楼的灯终于灭了，陈长水觉得时机成熟了。陈长水在攀爬的时候还提醒自己，钻进去也不能像大猛似的，到处乱翻，拿人家的饮料喝，偷人家的光盘，还用人家的洗发露。

陈长水很容易就拨开了窗户，轻手轻脚进来，发现这家房间真大。把水管子慢慢扯到厨房，摸水龙头，把管子接上。水开始流了起来，陈长水心里就有了自豪感。早知道这样简单，工地上的哥儿们就不用这样挨渴了，也真是的，相隔十几米，早没有发现这样的好地方。

陈长水做梦也没有想到的是，灯在这个时候突然开了，灯光很刺眼。陈长水更没有想到的是，门口一个裸体的女人端着红色的酒看着自己。陈长水还没有看过现实生活里不穿衣服的女人，尤其是这女人披散着长发，戴着眼镜，一丝不挂，陈长水忘记了危险和自己的身份，竟然出现了短暂的失忆。

裸体女人首先发出了一声尖叫，一下子把陈长水拉回到现实。女人尖叫以后就瘫倒了，陈长水寻找逃跑的路线，女人的身体堵在厨房门口，陈长水试图过去却有些难度。陈长水到了客厅，发现客厅的灯也是亮的。陈长水看到了门，直接奔门去了。门上有很多把手，陈长水焦急地拧来拧去，怎么也拧不开。陈长水心里骂，城里人的门咋这么难开？

卫生间的门开了，一个裸体男人出来问，你搞什么？

276

第六章 / 关注农民工性生活——任重而道远

陈长水差点儿小便失禁,好在男人说完也愣住了,光着身子瞅着不速之客。陈长水得到了喘息的机会,他看到了自己来时的窗口。陈长水在那个裸体男人惊讶的注视下爬下楼去。

陈长水没来得及收水管子,一直跑到工地,没敢回工棚,躲在远处的草丛里观察着。陈长水知道,一会儿110的警车就来了。

警车一直没有来,不过,陈长水看到过来一辆车,下来两个人,看对过的楼说了几句话,然后悄悄摸到了看录像的房子外面,突然大喊道:"都举起手来!警察!"

草丛中的陈长水一激灵,多亏自己事先想到了事情的结果。他没有束手被擒,不过警察的速度太快了。陈长水站起来就跑,没有看清楚路,扑通一声栽进了臭水泡子里。

小红在外面新租了房子,李三力必须得来看看。打车到半路的时候,家里的老婆来电话了,说家里旱,地里快着火了,要雇水泵浇地,一小时要30块钱,问李三力贵不贵。李三力说,你看着办吧,咱家有钱,地要不要都成。

到了小红的住处,电话又来了,还是老婆打来的。李三力接电话之前跟小红说了,不准出声捣乱,否则打折你的腿。小红就乖乖地听着。老婆这次是说丫头考学的事情,老婆说想叫丫头去蒙古族中学上学,问李三力成不成。李三力说,成,丫头上哪儿都成。老婆说,可咱不是蒙古族啊,人家不要。李三力说,花钱,去办个蒙古族。老婆说,我正跟你商量呢,得花点儿钱才能办。李三力说,我同意,你去办吧。

放下电话,看到小红委屈的样子,李三力就心疼起来。小红说,你

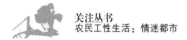

们有钱人想做什么就做什么,想打折谁的腿就打折谁的腿,想加入蒙古族就加入蒙古族,也不管七竿子八竿子打上还是打不上。李三力说,你懂啥? 少数民族吃香呢,没看那些作家,都整个少数民族的名字啊。小红就不说话了,李三力问咋的了,小红说活着没意思。

电话又响了,是大猛打来的。李三力没好气地问,啥事? 听说要看VCD,李三力就说,把门摘掉进去看吧,外面留着人别叫派出所的逮住。李三力不得不防备,要操心的事情实在是太多。

放下电话,看小红不高兴,李三力就把手机关了。一般这个时间,老板是没有事了。别人的事情都是小事。李三力带着小红出去吃烧烤,喝啤酒。俩人今天说的话多,都掏心窝子。小红说,李三力,我其实不叫小红。李三力说,我知道,谁家女孩子出来干这个用真名? 小红笑了,说,其实,我出来干这个是为了挣钱。李三力醉眼蒙眬地说,知道,我也是为了挣钱。不为了挣钱,我能出来一年回去一次?

小红说,我挣钱是为了找我弟弟。李三力说,你弟弟咋了? 小红说,我爸死得早,我弟弟和我一起照顾我妈。我妈有病瘫痪在床上,我们村长挺那个的,趁我们家没人,欺负我妈。我弟弟回来知道后,气不过,用镰刀砍了村长。当时出了很多血,我弟弟就跑了,四年多了,一直没有他的消息。我想找到他,告诉他村长没事了。

李三力说,你弟弟是个男人,你也是个好姐姐。小红就哭了,李三力觉得挺不好意思的,说小红,其实我真不知道你是乡下来的妹子。你跟我说你是城里的,我才要那样的。小红说,你是好人,听你跟老婆通话,我就知道你是好人。

俩人都喝多了,喝多了就到街上瞎逛。逛着逛着二人就想到了恶作剧,满处搞破坏。于是他们把广告牌子推倒,把垃圾箱扔到大街上,还把红灯砸坏了……

破坏搞完,俩人坐在出租车里,小红问,咱们到哪儿?李三力想了想说,回工地,这帮家伙偷着看录像呢,吓唬吓唬他们。你也跟他们认识认识,没准还有知道你弟弟下落的呢。小红觉得有道理,俩人就在工地外面下了车。李三力说,小红,以后咱俩不能再做那事了,我再做我就是牲畜。小红委屈地看着李三力,说我是真心的。李三力说,妹子,这样,明天你就来工地上班,开吊盘,活清闲,这里我说了算,没有人敢欺负你。

小红感激地看着李三力。李三力说,咱俩吓唬他们。俩人悄悄来到工棚外面,突然蹦出来喊道:"都举起手来!警察!"

屋里看录像的民工"哗"就散了,大猛钻到桌子底下,碰翻了椅子,打碎了俩茶杯。其他的民工慌不择路,撞在一起,乱成了一团。李三力哈哈大笑,小红也忍不住笑了起来。

民工陈长水是第二天上工的时候被发现失踪的。同时,李三力还发现工地的水管子被人拽到了楼群那边。李三力大骂一场。今天是小红正式上班的第一天。李三力讲了话,主要是强调精神文明,注意五讲四美三热爱。还有,大猛把厕所隔开,分成男女厕所。

大猛上午去喝水,发现铁桶里的水没有了,急忙报告给李三力。李三力气急败坏骂着找陈长水。小红想帮助李三力洗衣服,看到水泡里的水,想去打。大猛说,那水不能用。小红就只好作罢,刚要离开的

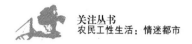
时候发现了水泡子里浮上来一个人。

李三力在工地骂工人们的时候，全体民工听到了一声凄厉的惨叫，那是小红的哭声。

小红喊："快来人！救我的弟弟啊！"

这是我写过的一个短篇小说，首发在《佛山文艺》。有读者朋友打电话问我事情的真伪。里面一些细节是虚构的，但是整体故事很多都是亲身经历。小说发表以后，引起了一定的反响，《作品与争鸣》头题转载，并配发了青年评论家王明刚先生的文章《现代性境遇下身体的压抑与反抗》，他在文中说："当人类试图打倒现代性找寻自由自在的本真身体的时候，却发现力不从心。最后，他们绝望地回到身体的堕落上，试图通过肉身的暂时狂欢，来掩盖精神的忧烦，获得短时的麻痹和忘却。诚如弗洛伊德所言，现代文明的进展总是以有条不紊地牺牲人的'力比多'为代价。当人反抗身体压抑时，自然而然地诉求于本能的解放。小红作为女性，其柔弱的肉身决定她不能像男性民工一样通过生产来在社会竞争中获得生存的需求，实现心中的意愿，只能出卖自己的肉身。那些民工们，抛妻离子走入城市，性本能长期无法得以释放，只能通过看黄碟来得到替代性的满足。读到一群民工在白日里通过生产将体力消失殆尽后，晚上胆战心惊地围着破旧的电视机看黄碟时，我们感到的只有心痛。"

2011年第6期《广州大学学报》刊登傅明根、温朝霞的论文《城市化境遇下的城乡差异冲突表征》也是评论这篇小说的。他们指出："小说正是在城乡诸多差异的冲突中对生活在都市的中上层人——张金发和武浅浅与被城市化进程卷入城市的底层民工——大猛、陈长水和李三力等这两种人的身体形象进行了鲜明的对照,民工们之所以要偷偷看黄碟,李三力要去找小姐,小红要去卖淫,陈长水要去偷水等都是这种身体在现代化境遇下被压抑的证明。其中小说通过几个与身体相关的居所、水、裸体这些核心意象的经营,进一步深入表达的是城里人和乡下人之间的城乡冲突主题。"

他们的声音

叶海燕,笔名流氓燕,自由撰稿人。1975 年生于武汉,曾任小学教师、文秘及客家文化时空网站主管。20 世纪 90 年代末客居广西,2000 年触网,在网上发表个人随笔、散文、短篇小说近 50 万字。因其独特的风格与见解,轻盈俏皮的文字,吸引了众多读者,成为著名网络女博主。2003 年,成为著名女权工作者。

叶海燕语录:性工作也是工作,性工作者作为公民的各种基本权利更应该得到保障。我是一个性工作者。

2010 年 7 月,叶海燕工作室在互联网征集网友对她们"要求性工作合法化,娼嫖皆无罪"诉求的签名。同月,她们为了迎接该工作室倡导的"性工作者日",在武汉闹市区街头举办行为艺术,这些都被视为对主流价值观的挑战。叶海燕本人因此受到武汉警方的传唤。她也因此被迫将工作室的实体迁出武汉,落脚在广西一个偏僻小镇。叶海燕于 2011 年 8 月在广西注册了浮萍健康服务工作室,继续她为女性

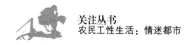

工作者维权的行动。

2012年初,叶海燕卧底"十元店",免费为农民工提供性服务,全程微博转播。以下摘自叶海燕微博:

我从现在开始,对来这里的农民工提供免费的性服务,一是以免他们被警察抓,处以高额经济处罚,被合法抢劫;二是为解决基层百姓的性需求、缓解社会压力做出努力;三是用我的高风亮节对比政府的麻木无情,希望对他们有所触动。

这是房间的小桌子,上面放着湿巾、安全套,还有纸巾、杯子。我一直担心安全套会成为卖淫嫖娼的证据,刚开始不敢把安全套放出来。可姐妹们说,怕不了,要抓随时抓。再后来我就豁出去了。我一个单亲妈妈,没有固定收入,没有房子,没有工作,要养活两个人,卖淫,是理所当然的事情。

今天我提供第一个免费性服务的是个农村孩子。他在门口转悠,问,多少钱？我说,你给多少钱？他说,10块钱可以吗？我问他多大,他说十八,我问,为什么来这种地方？是不是处男？他似乎听不懂,扭头要走。我说,来吧,我跟你做,不要钱。然后帮他戴上套子,告诉他出门去玩一定要戴安全套。

我为四个人提供了免费的性服务。其中一个男人50多岁,他穿着很破旧,因为在下雨,他穿着雨衣、雨鞋,脸上满是皱纹。我说不要钱,他问,为什么？当他看到我白嫩的身体,我相信他不理解这是怎么回事,我说我是北京派来的。这个社会有许多的不平等,起步、机会、

第六章 / 关注农民工性生活——任重而道远

权利、发展不平等……性,居然也不平等。

《北方晨报》报道,辽宁营口市一位普通的社区女医生孙云环,注意到农民工匮乏的精神生活后,就常人难以启齿的农民工"性问题",上书时任国务院总理温家宝。

今年 50 岁的孙云环说,想为农民工讨要"性权利"的想法是从她和一位朋友谈话之后产生的。当城里人住在宽敞明亮、温馨舒适的高楼大厦里享受着男欢女爱、亲情融融的快乐时光时,却很少有人想到,住在低矮潮湿的工棚里的农民工兄弟,过着怎样枯燥无味的精神生活。2004 年 8 月 1 日,她以一名女医生日常工作的所见所闻、所思所想致书卫生部,提出了关注农民工"性权利"这一敏感问题,并提出了自己的建议。

半年时间过去了,寄出的信石沉大海杳无音信,但她并没有灰心。经过充分的调查准备,她针对农民工的性问题再次奋笔疾书,给国务院总理温家宝写了一封洋洋千言、感情真挚的信。

在信中,孙云环向总理直言,性问题可以拿到台面上谈论。孙云环在信中说,农民工大多是血气方刚的男性,因为不能与妻子团聚,过不了夫妻生活,久而久之,导致性压抑、性饥渴,甚至引发性犯罪。所以说,我们千万不可小看由此引发的一系列社会问题。

在信中,她提出有关部门要对农民工进行定期的身体健康检查,建立健康档案;国家能否通过立法,要求用工单位给农民工探亲假,或为农民工家属探亲提供廉价的出租房屋,给农民工夫妻相聚创造条件

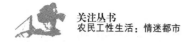

等建议。

李银河,1952 年生于北京,美国匹兹堡大学社会学博士,中国社会科学院社会学所研究员、教授、博士生导师。中国第一位研究性的女社会学家,著名性学家。著名作家王小波之妻,师从于中国社会学奠基人费孝通。1999 年被《亚洲周刊》评为中国 50 位最具影响力的人物之一。

2005 年 8 月,李银河主张实行卖淫非罪化。

李银河认为,不能简单地认为农民工道德水平低下、法律意识淡薄,大量的现实和数据说明农民工的性压抑程度已经很深,缺乏宣泄渠道,可能导致性犯罪。

一位教授忧心忡忡地说:"中国农民没有地权,不可能卖地,更多的是一无所有流入城市。对于这些城市新移民,世界通行的做法,或者给他自由,让他胡搭乱建,或者给他福利,政府出钱盖福利房,或者二者都给。但我们的做法是,两者都不给。"

刘丽,女,1980 年生,安徽颍上县人。因其做洗脚妹攒下的辛苦钱捐资助学,延续了几十个穷孩子的读书梦的事迹,荣获"感动中国 2010年度十大人物",被网友称为"中国最美洗脚妹"。2011 年 9 月 20 日,在第三届全国道德模范评选中荣获全国助人为乐模范称号。2013 年2 月,正式成为安徽省首位农民工全国人大代表。

以下节选自她作为人大代表的发言:

"现在农民工因为长久分居,导致了建立在不影响夫妻关系的情况下,组建了打工潮下的临时性夫妻。这个群体的出现造成农村夫妻婚外恋的增多,离婚率的增高也影响了下一代的教育,甚至导致两个家庭都不得安宁。"

人不仅仅是挣钱的工具,也是有血有肉有感情的动物。农民工进城打工可以忍受严寒酷暑的恶劣工作环境,可以忍受没有油水的饭菜,可以忍受城里人的白眼,但有一样却不易忍受——性压抑。

由于受当前户籍、教育、住房等制度或条件的约束,大部分农民工想携家带口在城市立足并不容易。很多人即便新婚不久,也不得已把配偶留在家里,单枪匹马到城里打工,不是住简易的工棚就是临时集体宿舍,而且一干就是一年或更长时间不能回家,时间久了,有的花低廉的价格找卖淫女解决,有的则和老乡或工友组成临时性夫妻。

城市的发展和壮大,中国经济取得的成就举世瞩目,夸张地说这是以数千万"体制性寡妇"和"50岁以前没有性生活"的进城农民工的性压抑换来的。即便他们能挣再多的钱,其生活也是残缺的。而临时家庭虽然不光彩,虽然解决了一时问题,但最终不是打打闹闹就是家庭解体,无疑让很多农民工又陷入另外的苦难。

关注农民工不能只喊在嘴上,农民工的生活安稳了社会才会安稳,一个有责任的政府不该漠视他们的存在,不能对他们的"被窝子"问题视而不见。如何解决他们的"被窝子"问题已迫在眉睫。地方政府应首先解决他们的住房问题,降低保障性住房的申请标准,承担起为农民工提供廉租房的责任。另外,用工方应想方设法提供条件,允许他们拖家带口,从根本上告别工棚。

以上声音均来自网络和报刊资料。这些声音不管是来自民间人

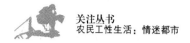
士,还是正式的人大代表,都围绕着一个话题展开——农民工性生活问题。他们虽然呼吁的方式和角度不尽相同,但是都涉及了这个不可回避却又被我们长期忽略的社会问题。

这部书稿的写作,涉及了大量的采访源和采访信息,接触到的事情和人物众多,问题也比较客观和尖锐。我写了这么多的文字,调查并没有罗列权威的数字,因为我不知道怎么能够统计精确。我写了这么多的个例,其实目的只有一个——尽可能地展示农民工性生活现状。他们现在的生活,还没有达到那种叫我们感觉惬意的程度。

放眼我们生活的周边,似乎到处是一片歌舞升平的气象。娱乐在"放纵"般地消费,一台台大大小小晚会的奢华,叫我们瞠目。影视投资动辄过亿的盛宴,经常高调上演。一个外籍足球教练轻松拿走几千万,不知道谁来最后埋单。富二代可以胡作非为,官二代可以无法无天。昨天的英雄,今天就没准变成阶下囚。出场唱一首歌的毛头丫头小子不费力气地弄个几十万……今天的人们可以在相亲节目里哭,在求职的节目里哭,在唱歌的现场哭,为了养了几只流浪猫狗哭,但是,他们却忘了看看我们身边还有更多更需要关注、关爱的同胞——2.6亿的农民工兄弟姐妹,他们的生活与现代化无关,食色男女最基本的问题他们还不能得到满足。看他们的故事,我们还会哭吗?

仅就春晚这一项,从中央到省市,到县区,到企业,到一些单位,每年的花销数字惊人。我们面对娱乐可以一掷千金,但是面对底层的农民工现状却又显得漠然麻木,格外吝啬。这些为改变我们生活环境流血流汗的农民工们,无论如何都不该被我们所忽视。留一点儿关怀给他们,哪怕只有一间简陋的房子,哪怕只有一张简单的床铺。

农民工性生活问题,是需要全社会,需要我们的政府关注和重视的。"流氓燕"们的做法当然存在一些不妥,但是她们提出的问题是深刻的。政府有关部门要是努力改善了农民工的性生活问题、身心困惑,尽力解决了一些尖锐存在的问题,勇于担当并且负责地去做了一些实事的话,我们就不用去遮遮掩掩、欲说还休了。谁都会理解凡事很难周全,多年的社会问题也不可能一蹴而就,好在我们的国家和政府已经注意到这个问题,并采取了一系列措施,很多用工单位也出台一些人性化举措、行之有效的温情方式,切实关心农民工的情感和性生活。

农民工性生活问题,是最基础、最大的民生问题。"被窝子"里的事情不是小事,它关系到我们的国计民生,人们的身心健康。关怀农民工性生活,是一个社会的文明进步标志,是一个政府人文情怀的具体体现。我们希望看到农民工性生活问题得到更多、更大范围的关注,一步步妥善解决。我们希望看到他们的脸上能够绽放幸福的笑脸。

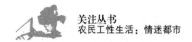

后　记

　　好友、作家周瑄璞在出版社工作，她策划一套非虚构《关注丛书》，寻找作者时，她想到我。

　　我和周瑄璞是在第六届全国青年作家创作会议上认识的，会议分组讨论的时候在一个小组。讨论结束以后，周瑄璞拉着另外一位作家，要求跟我合影留念。

　　我们那个讨论小组里面大作家很多，她们只跟我这个山里出来的农民作家合影，我实在是没有想到。后来的五年里，我们彼此成了好朋友，关注着对方的作品，偶尔也打电话问候一下。出版了著作寄给对方，说是指正，其实也是一种友谊的延续。在生活忙忙碌碌的快节奏之下，我们都难能可贵地保持着一颗安宁的心。记得瑄璞看完我寄给她的小说集后还写了篇评论文章,把我夸得很高兴,当然也叫我有些汗颜。周瑄璞策划的这套书选题有好几个,她认定了我能够胜任其中之一,这叫我不得不认真严肃地面对。听完她报的几个选题,我马上说:"我来写留守儿童吧。这个我熟悉,采访起来也方便。"瑄璞略迟疑:"留守儿童的选题已经有了合适的人选,我觉得关注农民工性生活的这个选题最适合你。"

我没有犹豫地拒绝了。中国人是羞于谈论性话题的。爱情、婚姻都可以说,一涉猎性,就马上变得不好启齿了。

我明确地告诉瑄璞,这个选题我不想写。瑄璞不放弃,她知道我的打工经历,知道我对那段生活刻骨铭心的记忆,知道我现在仍然关注着这个特殊的群体。关于农民工性生活的话题,对于我来说,是过去生活经历的一个疤痕。我不愿意揭开它,也不愿意在公众面前赤裸裸地展示它。不是我忘记过去,也不是我刻意回避自己的草根出身。我在想,一旦要写,我该虔诚地面对文字,真诚地袒露心灵——我害怕那种粗粝,因为它曾经硌伤过我柔软的内心。还有那种酸楚,是我过去和现在以及将来都不愿意面对和再次品尝的。我可以虚构小说和剧本,那是我站在一个客观的角度去写。而现在的文本告诉我,不该掺杂过多的虚构元素,必须要写出心灵深处的温暖和疼痛。而我还没有坦荡到一览无余的境界,在公众面前,我还需要很多的虚荣和修饰。至少,不想叫我已经懂事的孩子,洞悉他父亲过去最真实、最卑微的生活状态,孩子看完这本书以后,会怎么看待作为父亲的我呢?

我当然不能这样直截了当地说给瑄璞听,我要说的理由还有很

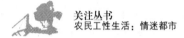

多，比如时间很紧张，比如采访起来很困难，没有谁愿意向别人袒露自己的性生活，比如我恐怕掌握不好尺度，还有我不想写成那种枯燥的数字罗列，也不想猎奇式地揭秘、窥视……

所有的理由和借口都被瑄璞的真诚化解掉了。她强调一句话："相信你！能写好。"

我答应可以试一试，按照要求写个提纲交上去。不久，瑄璞的电话再次打来，她告诉我，出版社对我的提纲很满意，写作协议已经做好。

我真的没有办法再次拒绝出版社的真诚。何况，关于从前的生活，某种表达其实已经在我心灵深处酝酿很久，只是我一直遮遮掩掩地用虚构的小说来诉说。许是压抑太久的缘故，那天夜里，我久久不能入眠。我想，是时候了，该写出那些故事了。

2013 年 8 月 3 日初稿完成于沈阳——朝阳

2013 年 10 月 18 日三稿于沈阳

本书图片提供：郭静、李树权、高玉娟、胡桂洁、张钢

本书观点并不代表本社立场